질병과 가난한 삶

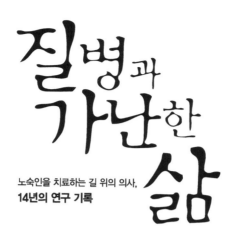

질병과 가난한 삶

노숙인을 치료하는 길 위의 의사,
14년의 연구 기록

최영아 지음

청년의사

질병과 가난한 삶

지은이   최영아

펴낸날   1판 4쇄 2021년 3월 24일

펴낸이   양경철
주 간   박재영
발행처   ㈜청년의사
발행인   이왕준
출판신고   제313-2003-305호(1999년 9월 13일)
주 소   (04074) 서울시 마포구 독막로 76-1, 4층(상수동, 한주빌딩)
전 화   02-2646-0852
팩 스   02-703-3916
전자우편   books@docdocdoc.co.kr
홈페이지   www.docbooks.co.kr

ISBN 978-89-91232-59-4 93510

책값은 뒤표지에 있습니다.
잘못 만들어진 책은 서점에서 바꾸어 드립니다.

머리말

언젠가는 가난한 사람들의 삶에 관한 글을 쓰고 싶다는 생각이 있었다. 1990년 비 오는 여름날, 청량리 시장에서 행려병자들에게 밥을 나눠 주는 자원봉사에 동참했던 기억이 난다. 비 오는 길바닥에 주저앉아 빗물과 함께 식판 위의 밥을 먹는 사람들을 보면서 정말 말로 표현할 수 없는 고통을 느꼈다. '저분들도 인간인데 어떻게 이 도시 한복판에서 저런 모습으로, 단지 배고픔을 면하기 위해 이런 방식으로 살 수 있을까? 저들은 얼마나 많은 육체적 질병과 인간적 고통들과 싸우며 살고 있을까?' 지난 시간들은 가난한 환자 곁에 있으면서 생긴 질문들에 대한 답을 찾고자 살아온 날들이라는 생각이 든다. 아직 확실한 답을 찾았다고 말할 수는 없지만, 지나온 경험들을 어느 정도 정리하고픈 마음에 글을 쓰기 시작했다.

다루어야 할 내용이 너무 많아 막막해하고 있을 때, 이 주제로 석사 논문을 쓸 것을 권면해 주신 연세대학교 인문사회의학 여인석 교수님께 진심으로 감사드린다. 적극적으로 용기를 불어넣어 주신 여 교수님 덕분에 여기까지 올 수 있었다. 어찌되었건 논문을 완성해야 대학원을 졸업할 수 있었기에 쓸 수 있었던 것도 사실이다. 또한 지도교수이자 한국누가회CMF 선배인 전우택 선생님께도 감사드린다. 전 선생님은 여러 형태로 삶을 이끌어 주셨다. 또한 논문을 책으로 출간할 것을

5

제안하시며 출판사 청년의사와 박재영 편집주간님도 소개해 주셨다. 그리고 평생을 가난한 사람 곁에서 온전한 마음과 정신으로 함께하셨던 故 선우경식 원장님께도 말로 다할 수 없는 깊은 감사와 존경을 보낸다. 원장님이 돌아가실 때까지 몇 년간 요셉의원에서 자원봉사의사로 함께 근무하면서 귀한 가르침을 얻을 수 있었다. 살아계셨더라면 이 책의 출간을 무척 기뻐해 주셨을 것이다.

필자는 내과 전문의를 취득한 후 14년 동안 주로 무료 병원에 있었다. 2001년부터 2004년까지 청량리 다일천사병원 원장으로, 2004년부터 2009년까지 영등포 요셉의원 자원봉사의사와 의무원장으로, 2009년부터 2013년까지 서울역 다시서기의원진료소 원장으로 근무했다. 그리고 현재는 마리아수녀회 도티기념병원 내과 과장으로 일하고 있다. 이 병원들의 공통점은 의료보험이 없는 가난한 환자들을 돌볼 수 있는 곳이라는 것이다. 현재 근무하고 있는 도티기념병원은 그동안 거쳐 온 병원들 중 그래도 가장 많은 월급을 받고 있는 병원이다. 지난 시간 동안 내과 전문의의 일반적인 월급을 받고 일해 본 적이 없었다. 그렇지만 가난한 사람들을 위한 의사로 살면서 많은 보람을 느꼈다. 질병은 많은데 돈이 없어 홀로 죽어 가는 환자들을 돌보면서 많은 것을 배울 수 있었기에 필자에게는 충분히 만족스러운 날들이었다. 이렇게 노숙인들을 돌보는 일에 전념할 수 있도록 가장 핵심적인 자리에서 재정적·의료적·가정적 서포터가 되어 준 남편 김유진 선생님에게 이 기회를 빌어 진심으로 감사의 마음을 전하고 싶다. 남편과 아이들, 친척들의 응원과 격려가 없었다면 이 일을 지속적으로 할 수 없었을 것이다. 그리고 1989년부터 남대문교회를 다니면서 만나게 된 친구이자 동역자인 김진희 님과 김진숙 님에게도 진심으로 고맙다는 말을 전하고 싶다. 우리는 다일천사병원, 한국누가회, 마더하우스의 일을 함께 하면서 언제나 동고동락해 왔다. 사실 이 두 분을 만나지 않았다면 오늘날 필자가 이런 일들을 하며 삶의 의미를 제대로 깨닫고 사는 것은 어려웠을 것이다.

마지막으로 지금도 끝나지 않는 고통 속에서 하루하루 힘겹게 살아가고 있는 모든 가난한 환자들에게 진심으로 감사드린다. 그분들을 통해 오히려 너무 귀한 깨달음을 많이 얻어 미안함마저 느끼고 있다. 그분들 덕분에 다방면으로 훈련받은 의사가 될 수 있었다. 그분들의 실패와 좌절을 위로하고 바라보면서 필자는 인생에서 진정으로 가치 있는 것을 선택할 수 있는 변화의 과정을 밟을 수 있었다. 그러나 그분들은 여전히 길고 긴 터널 속에서 삶의 고통과 마주하고 있다.

이 책을 통해 가난하고 병든 사람들을 향한 세상의 왜곡된 시선이 변화하길 진심으로 바란다. 이것이 글을 쓰는 가장 중요한 이유다. 가난과 질병으로 인한 이 모든 고통들이 한 개인의 책임만은 아니라는 것을 이야기하고 싶었다. 이들 삶의 악순환의 고리가 이 사회를 함께 살아가는 우리들의 생각을 통해서 만들어질 수 있고 만들어지고 있다는 것을 이야기하고 싶었다. 더불어 가난한 사람들을 바라보는 시각에 변화가 있길 바란다. 가난한 사람들 곁에서 그들의 고통에 동참하는 삶이 얼마나 값진 것인지 함께 공감할 수 있길 바란다.

2014년 겨울
최영아

Contents

서
문

가난한 사람들, 그중에서도 특히 노숙인홈리스, homeless은 많은 정신적·육체적·사회적 문제들을 가지고 있다. 그뿐만 아니라 가난으로 인해 악화되기 쉬운 내과적·외과적 질병들도 많이 가지고 있다. 홈리스들에게는 단순히 집만 없는 것이 아니다. 이들은 가족관계와 같은 의미 있는 인간관계도 갖고 있지 않다. 인간관계가 없다는 것은 많은 정신적·육체적·심리적·사회적인 문제들을 이미 가지고 있고, 앞으로도 가지게 될 것을 의미한다. 이혼율이 상당히 높은 우리나라에서 제대로 된 사회적 역할을 하고 있는 가정을 찾는 것은 점점 어려운 일이 되고 있다.

그동안 필자는 노숙인들의 다양한 질병과 건강 불균형을 여러 관점에서 경험했다. 이러한 경험을 바탕으로 노숙인들의 질병이 어떠한지, 이 질병들이 그들의 삶의 양식과 어떻게 연관되어 있는지에 대해 연구했다.

우리나라에서 가장 가난한 사람들을 일컫는 법적인 용어는 '노숙인 등'이다. 많은 연구들에 따르면 '노숙인 등'의 발생 원인은 가난, 교육 부족, 일하는 능력 부족, 육체적·정신적 장애, 약물 남용, 소수자 상태, 가족의 역기능이혼, 병적인 가족, 분쟁 중인 가족 등이라고 볼 수 있다. 그러나 이유야 어찌 되었건 노숙 상황의 공통점은 가족관계의 붕괴로 인한 모든 인간관계의 단절이라는 것이 포인트다. 물론 노숙인들끼리 모여 같이 술을 먹기도 하고 같은 시설에서 생활하기도 하고 함께 정보를 공유하기는 한다. 그러나 노숙인들은 대개 노숙을 오래할수록 인간관계에서 더욱 고립되는 경우가 많다. 경험상 노숙인들은 사회적 고립, 사회경제적인 역경, 충격적 경험들을 가지고 있는 경우가 많다. 이는 실질적으로 노숙인들의 정신 건강과 육체 건강의 문제들과 밀접하게 연관되어 있다. 10대 노숙인의 50% 정도가 어린 시절 육체적인 폭력과 학대를 경험하였고, 전체 노숙인의 74% 정도가 숨겨진 학대 경험을 가지고 있는 것으로 보고되고 있다. 이렇게 정신적인 질병과 그로 인한 약물 남용, 심리적·사회적인 문제로 충격을 받은 후 장애에 시달리고 있는 사람들을 위해 법적인 제도뿐만 아니라 사회적인 인식도 함께 변화되어야 한다.

노숙인들의 사망률은 남성과 여성 모두 일반인들보다 3~4배 이상 높다. 심혈관 문제로 인한 사망의 경우 과도한 흡연과 알코올 의존, 좋지 않은 영양 상태가 주요한 요인이 되는 것으로 추정된다.

알코올 의존은 적어도 남성들의 자연사를 앞당기는 데 일조하고 있다. 알코올로 인해 생기는 간질환, 위장관 출혈, 알코올성 간질, 음주와 관련된 사건·사고 등은 노숙인들의 수명을 단축시키는 데 주요한 역할을 한다.

자살 역시 노숙인 남성들의 주된 사망 원인 중 하나이다. 노숙인이 된다는 것은 조현병^{정신분열병}의 병력과 관계없이 자살의 위험을 높이는 것이다. 노숙인들의 자살률, 특히 젊은 노숙인들의 자살률을 감소시키기 위해서는 정신건강서비스가 절실하다.

또한 노숙인들에게는 만성적인 내과 질병들도 아주 흔하게 나타난
다. 일반인들과 비교해 볼 때 당뇨병의 유병률이 상당히 높다. 비교적
적은 나이임에도 불구하고 심각한 합병증 유병률도 높다.

그리고 노숙인들은 다양한 만성 감염성 질환에 걸리기 쉽다. 예를
들면 HIV, 만성B형간염, 만성C형간염, 매독 등이다. 약물중독, 극도
의 가난, 그리고 교육수준의 저하가 노숙인들이 혈액으로 전파되는 질
병에 노출될 위험을 높이게 된다.

노숙 상황은 흔히 결핵과도 연결된다. 결핵의 위험 요소가 노숙 상
황이 갖는 위험 요소와 겹치기 때문이다. 따라서 가난과 결핵은 떼려야
뗄 수 없는 연관성을 갖고 있다. 그러므로 결핵이 발생하는 사회적인
상황을 고려하는 것은 결핵 치료를 계획하는 데 아주 중요하다.

만성적인 노숙인이나 장애인들은 건강이 나빠질 위험이 아주 높다.
만성적인 노숙인과 장애인들은 일반인에 비해 깊은 우울감과 패배감
에 따른 정신 건강상의 문제를 가지고 있고 이 때문에 알코올과 약물
과다 복용의 가능성이 높다. 게다가 혼자 살면서 의식주도 제대로 못
챙기기 때문에, 웬만큼 아프기 전에는 의료기관을 잘 찾지도 않는다.

만성적 노숙인에게 가장 중요하고 효과적인 개입 중 하나는 그들에
게 집을 제공하는 것이다. 다른 보조적인 서비스급식, 의료, 목욕, 신용회복, 직업훈련 등
보다 먼저 집을 제공하는 것이 어쩌면 그동안 해 왔던 서비스에 역행
하는 것처럼 보일 수 있다. 그러나 집을 우선 제공하는 것은 장기적으
로 스스로 집을 잘 관리하도록 돕는 것까지를 포함하는 것이다. 또한
이 과정을 통해 가족을 대신할 만한 대안적인 인간관계를 형성한 사람
은 장기 노숙에서 벗어날 가능성이 높다. 이는 정신적·육체적 건강관

리, 사례 관리, 고용 등의 효과적인 목표를 추구하고 달성하는 데 훨씬 더 안정적이라는 연구 결과에 근거한 것이다. 미국 뉴욕의 연구 발표에 의하면 의료 상담, 직업 상담, 정신과적 상담 등의 다양한 서비스와 지원주택을 중심으로 하는 지원주택프로그램supporting housing program이라는 것이 있다. 노숙인들이 안정적인 집을 제공받아 집을 유지하는 데 성공하면, 노숙 상황으로 인해 사회 전체가 부담해야 하는 비용보다 지원주택을 유지하는 비용이 훨씬 저렴하다는 것이다.

내과적 만성질환은 규칙적인 식사와 위생, 수면이 가장 중요하다. 노숙인들은 집이 없이 돌아다니기 때문에 규칙적인 식사와 위생, 충분한 수면이 모두 불가능한 상황이다. 초기 노숙 상황은 자기 자신의 몸을 관리하려는 의지가 어느 정도 있는 상태이다. 그러나 노숙이 오래될수록 제정신을 유지하기가 어렵고, 씻지 않으며, 굶고, 밤새 자지 않는 상태에 만성적으로 적응을 하게 된다.

사회복지서비스는 무료급식과 무료진료, 노숙인 일일이용시설, 노숙인 장기요양시설들을 제공하는 것이 대부분이다. 각 개인마다 맞춤형으로 서비스를 진행하면서 임시주거이든 영구임대주택이든 독립적인 주거서비스 제공을 각 개인의 상태에 맞게 선행해야 한다. 또한 집을 제공해 주는 것이 건강관리 차원에서 만성병 관리의 결과를 향상시키고, 정신 건강과 약물 남용 치료를 위한 관리와 다양한 사회복지서비스를 받아들이는 데 있어서 효과적이다.

노숙인을 관리하는 치료적 개입 훈련은 의사들에게나 의과대학 학생들, 그리고 사회복지 관련 관계자들뿐만 아니라 정책 관련자들 모두에게 아주 중요하다. 그리고 여러 정부기관과 민간단체 내에서 일하는 사람들의 긴밀하고 복합적인 훈련과 상호 이해 및 협력이 요구되는 과정이다. 노숙인을 포함한 가난한 사람들은 의료적·사회적·법적으로 복합적인 문제들을 많이 가지고 있다. 따라서 노숙인 환자들에게 행해지는 다양한 개입 치료 과정을 만들어 내는 훈련은 여러 영역 사람들의 협조가 필요할 수밖에 없다. 그러므로 효과적인 협조를 위해서는 다양한 훈련을 받아야만 한다. 질병이 많고 성격이 좋지 않은 가난한 환자들은 사실 의료인들로 하여금 아주 다양한 훈련을 받도록 도와주는 이들이다. 질병이 오래되어 의사소통이 어려워진 환자들을 이해하고 인내하는 것은 의료인들에게 꼭 필요한 훈련이다. 꼭 진료 과정이 아니어도 공무원으로서, 사회복지사로서, 혹은 자원봉사자로서 노숙인들과의 만남은 우리 인생에서 무엇이 중요한지 들여다볼 수 있는 기회를 다시 한번 갖게 할 것이다.

제1장

노숙인의 질병에
관한 관심

1. 노숙인은 누구인가?

'노숙인은 누구인가?'라는 질문에 앞서 부랑인, 거지에 대한 개념을 우선 정리할 필요가 있다. 부랑인과 노숙인을 중복되는 개념으로 봐야 하기 때문이다. 우리나라의 경우 해방 이후 '거지'라는 뜻의 부랑자들과 한국전쟁 이후 '양아치'로 불리던 무리가 1970년대 들어 '부랑인' 개념으로 변해 왔다.

1960년대와 1970년대 초반 우리나라는 산업화 과정에서 노동 집약적 경공업 분야에 집중하는 수출 전략을 펼쳤고, 농민의 이농을 부추겨 필요한 노동력을 확보했다. 그 결과 농촌의 빈농들이 대규모 도시로 이주했고, 이 중 아무리 일을 하려고 해도 일자리를 잡지 못한 노동자들이 부랑인 계층을 형성하게 되었다. 또한 이들은 도시 빈민으로 전락하여 도시 문제의 주범으로 지목되기도 했다. 무허가 판자촌 철거 등 대규모 도시정비사업이 이루어진 결과 주거 불안정과 취업 불안정이 동시에 발생하여 많은 수의 부랑인이 만들어진 것이다. 이와 같이 한국의 산업화와 도시화 과정에서 정당하게 배려받지 못하고 배제된 가장 비참한 레미제라블Les Misérables이 '부랑인' 또는 '준부랑인'들로 규정되었다.

1950년대와 1960년대에는 부랑인에 대한 어떠한 법제적 정비 없이 보안 처분으로 부랑인을 강제 수용하고 강제 노역에 동원했다. 1961년 군사정권이 들어서면서 그들을 잠재적인 범죄자로 낙인찍은 것이다.

유신독재시대인 1975년에 제정한 〈부랑인의 신고, 단속수용, 보호와 귀향조치 및 사후관리에 관한 업무지침〉은 법령이 아니라 훈령이지만, 국가가 경찰법 차원에서 부랑인 문제에 적극 개입한 최초의 공식 문서이다.[1] 내무부도 〈부랑인 등에 관한 업무 처리 지침〉 훈령을 발표하였는데, 이에 따르면 〈경범죄 처벌법〉, 〈경찰관 직무집행법〉 등에 의거하여 부랑인을 치안 차원에서 처벌·조치하도록 되어 있다.[2] 새로 제정된 〈부랑인 선도시설 운영 규정〉에서도 부랑인을 "일정한 주거가 없거나 무의탁한 사람 또는 연고자가 있어도 가정 보호를 원하지 않는 사람으로, 거리를 방황하면서 시민들에게 위해와 혐오감을 주는 등 건전한 사회질서의 유지를 곤란하게 할 뿐만 아니라, 신체적·정신적 결함으로 정상적인 사고와 활동 능력이 결여된 정신착란자, 알코올중독자, 걸인, 앵벌이, 18세 미만의 불구 폐지자 등"으로 규정했다.[3] 사실 이와 같은 규정들은 사회질서 유지를 위해 정부가 만들어 놓은 것이다. 그러므로 이 기준에 맞춰 살아 내기에는 여러 가지로 부족하고 좀 모자라 보이고 지저분해 보이는 레미제라블들에 대해 합법적인 테두리 안에서 강제적인 수용이 가능하도록 만들어진 법조문이라고 볼 수 있다.

이러한 법조문은 강제적인 수용을 원하던 그 시대의 정치적 상황과 일반 대중의 사회 인식을 반영하는 것이기도 하다. 이러한 규정들로 인해 이들에 대한 무차별적이고도 배타적인 사회 인식이 가중돼 더

---

1) 법제처, 〈부랑인의 신고, 단속수용, 보호와 귀향조치 및 사후관리에 관한 업무지침(내무부훈령 제410호)〉, 국가법령정보센터, 1975.
2) 법제처, 〈부랑인의 신고, 단속수용, 보호와 귀향조치 및 사후관리에 관한 업무지침(내무부훈령 제410호)〉, 국가법령정보센터, 1975.
3) 법제처, 〈부랑인 선도시설 운영 규정(보건사회부훈령 제523호)〉, 국가법령정보센터, 1987.

욱 잔인한 인권유린이 법적 테두리 안에서 가능해졌던 것이다. 이에 따라 대규모 부랑인시설들과 다양한 대규모 정치수용소들이 인권유린의 장소로 존재할 수 있었다. 그 속에서 자행된 인권침해는 그것을 직접 자행하도록 지시했던 정치권만의 문제는 아니다. 당대 대중들의 사회적 동조를 받아 법적인 테두리 안에서 암암리에 자행됐던 것이다. 과거 영화숙, 재생원, 삼청교육대, 갱생원, 자유의집, 형제복지원 등의 대규모 수용소나 시설들이 법적인 기반과 정치적·대중적 사회 인식을 바탕으로 한 암묵적 동의에 의해 만들어진 것임을 부정할 수는 없다. 인권침해 문제에 대해 단순하게 정치권과 그 일을 수행한 기관들에게 돌을 던지기는 쉽다. 그러나 정치권이 마음 놓고 그런 인권침해를 행할 수 있었던 데는 국민 전반의 암묵적 동조가 있었다는 것도 부인할 수 없는 사실이다. 가난한 사람, 모자란 사람, 장애와 불구로 사회적 능력이 떨어지는 사람들에 대한 평가절하와 인권침해는 그 시대의 시대정신을 반영하는 것이다. 한 시대의 시대정신은 그 시대를 살아가는 사람들이 만드는 것이다. 그 속에서 법이 만들어졌고, 그로 인해 강제단속과 규제가 가능해졌기에 우리 역사 속에 그런 수용소들이 존재해 올 수 있었던 것이다.

—

2. 노숙인이라는 말의 뜻은?

〈노숙인 법〉에 나타난 노숙인의 정의는 "상당한 기간 동안 일정한 주거 없이 생활하는 사람"과 "노숙인시설을 이용하거나 노숙인시설에서 상당한 기간 동안 생활하는 사람", 그리고 "주거로서의 적절성이 현저히 낮은 곳에서 상당한 기간 동안 생활하는 사람" 등을 말한다. 노숙인의 정의에서도 볼 수 있지만 노숙인의 문제는 주거의 문제에 있다. 외국에서는 노숙인을 홈리스homeless라고 부른다. 나라별로 노숙인 양상에 차이는 있겠지만 어느 나라에서건 노숙인과 부랑인을 거의 같은 개념으로 보고 있다. 외국에서는 노숙인과 부랑인을 총체적으로 홈리스라고 명명한다. 우리나라에서는 2011년 〈노숙인 법〉 제정 당시 노숙인을 뜻하는 용어로 홈리스를 사용하려다 한국어 관련 단체의 반대로 '노숙인 등'이라는 법적 용어가 새롭게 만들어졌다. 과거 우리나라에 등장한 부랑인 개념은 6·25 전쟁 직후에 대규모 피난민들로 인해 만들어졌다고 볼 수 있다.

　노숙인 개념은 IMF 때 실직자들이 대거 양산된 후에 만들어졌다. 2011년 법 제정 시 고민했던 '노숙인 등'이라는 용어는 부랑인과 노숙인을 다 포함한 그 이상의 주거 취약 계층을 포함하는 의미라고 보면 된다. 말하자면 주거 취약 계층들로서 언제라도 노숙인이 될 수 있는 가능성을 가진 그룹들을 '노숙인 등' 이라고 이해하면 된다. 이후 제시되는 여러 이야기들 속에서 노숙인과 홈리스 두 용어가 같은 의미를 가진 용어로 혼재되어 사용될 것이다. 글 속에 홈리스라는 용어는 홈home이 없다는 의미를 강조하기 위한 경우에 주로 사용할 것이다. 인용된 외국 자료 역시 주로 홈리스라고 표현할 것이다. 국내 자료는 주로 노숙인으로 표현할 것이다.

—
3. 노숙인이라는 말의 실제 의미는?

노숙인을 영어로 표현하면 홈리스^{homeless}이다. 하우스리스^{houseless}가 아니다. 앞서 노숙인의 정의에서는 마치 하우스리스만 있는 것처럼 주거 문제가 주로 표현되었으나 영어 표현 그대로 노숙인은 홈리스이다. 그렇다면 여기서 홈$^{home, 가정}$의 정의가 중요하다고 볼 수 있다. 하우스$^{house, 집}$가 아닌 홈의 중요성을 깨달아야 홈리스를 이해할 수 있다. 가족이 없다는 것이 노숙인의 가장 중요한 핵심이다. 세상에 가족 없이 이 땅에 태어난 사람은 아무도 없지만 어쨌든 현재 홈이라고 이야기할 만한 것이 없는 사람은 언제나 홈리스가 될 가능성이 아주 높다. 어렸을 때부터 홈리스였든 장성한 이후에 홈리스가 되었든 간에 가족관계를 가져 보지 못했거나 유지하지 못한 경우들은 꽤 다양한 방식으로 존재한다. 그러니까 홈리스는 가족관계의 부재, 더 나아가 가족과 같은 느낌의 인간관계의 부재를 의미한다.

인간이 태어나 처음으로 누군가와 관계를 맺게 되는 작은 사회가 바로 가정이다. 그리고 대부분의 사람들이 일반적으로 가장 먼저 관계를 맺는 대상들은 가족이다. 그런데 가족은 있지만 그러한 가족을 통해 사람과 사람 사이의 관계를 맺는 법을 배우지 못했거나, 배웠어도 지속적으로 유지하지 못한 경우는 상당히 많이 존재한다. 사실 가족 간의 관계와 지지 없이도 장성해서 직장생활을 할 수 있게 만들어 주기만 하면, 사회에 나가 다른 사람들과 관계를 잘 맺을 거라고 생각하기 쉽다. 그러나 실제로는 그렇지 않다. 꼭 진짜 가족이 아니어도 가족을 대체할 만한 관계를 통해서만이 인간은 지속적으로 살아갈 힘을 얻고 인격적으로 성장할 수 있다. 그런 인간관계 없이 집, 돈, 직업 등의 물질적인 요소들만 갖춘다고 해서 한 인간이 지속적으로 직장생활을 하는 사회인으로서 행복하고 건강하게, 인간답게 살아갈 수 있다는 것은 거짓말이다. 그럼에도 불구하고 마치 그런 물질적 요소들만 다 갖추면, 장기적인 행복은 따 놓은 당상이라고 생각하는 것이 이 시대의 흐름인 것 같다. 그러나 앞에서도 말했지만 지속적인 인간관계 없이 온전한 사회인으로서 장기적으로 살아가는 것은 현실적으로 불가능하다. 정신적·육체적으로 건강하게 생활하는 것 역시 불가능하다.

가족관계가 깨진 지 오래되었고 가족을 대신할 만한 그 어떤 인간관계도 없다는 것이 바로 노숙인 문제의 핵심이다. 만약 집이 없더라도 진정한 가족이나 가족을 대체할 만큼 서로에게 영향력 있는 인간관계를 맺고 함께 살아가고 있다면 이들은 현재 노숙인들이 가지고 있는 수많은 육체적·정신적 문제의 위험에서 좀 더 자유로울 수 있고, 좀 더 안전할 수 있다. 그러나 집은 있는데 가족관계가 깨져 있고 현재 자신에게 가족이나 친구라고 이름 붙일 만큼의 영향력 있는 관계가 없다면, 그 사람은 언젠가 인생의 우여곡절 끝에 수많은 정신적·육체적 문제를 가지게 될 가능성이 높아지게 된다. 이는 그만큼 노숙인이 될 가능성이 높아진다는 것을 의미하기도 한다.

–
4. 노숙인은 왜 증가하는가?

　첫째, 오늘날 우리는 가정과 인간관계의 중요성이 많이 상실된 시대에 살고 있다. 가정을 지키는 데 과거처럼 목숨 걸 필요는 없다는 것이 시대 조류이다. 자본주의가 최고인 체제 안에서 돈은 그 어떤 것보다 가장 중요한 가치 기준이 되어 가고 있다. 실제로 어떤 인간관계보다 돈이 중요하다는 것이 이 시대의 공통된 무의식이다. 결혼과 육아, 교육 등 인생의 모든 과정에서 사람들의 가장 솔직한 중심 가치는 돈이다. 가정과 공동체를 유지하고 지키기 위해 참고 인내하는 것은 물론 가족 중 연약한 자와 함께 살아가려는 생각이 희미해진 지 오래되었다.

　둘째, 철저하게 자본주의적인 사고와 물질만능주의적인 사고가 팽배한 사회 속에서 노숙인이 증가한다. 이로 인해 인간 자체가 소외된 지도 오래된 것 같다. 인간이 행복을 위해 공부하고, 돈을 벌고, 교육을 받으며 시작한 일들이 결국에는 인간성뿐만 아니라 모든 관계들을 다 잃게 만들기도 한다. 자신과 함께 살 가족들을 위해 돈과 자격증과 직업이 필요했었던 것뿐인데, 요즘은 이 돈 때문에, 빚 때문에 이혼하게 되면서 원래 목표였던 행복한 가정이 깨지는 경우가 많다. 이렇게 이혼하게 되면서 돈을 벌었던 이유이자 살아갈 이유였던 대상인 그 누군가가 사라져 버리는 경우가 많다. 가족을 위해 가족과 함께 잘 살아보려고 사업을 시작했지만, 그것이 정말 가족을 위한 것인지, 자신의 체면과 욕심을 위한 것은 아닌지 어느 순간에는 분별하기도 어려워진다. 또한 과거 한때 돈을 좀 벌다가 욕심이 과해지게 되고, 벌었던 것 이상을 잃어 가면서도 본인이 계속 사업을 유지할 수 있다는 생각을 멈출 수 없게 되기도 한다. 그러면서 가족들을 동원하여 빚보증을 서게 하거나 가족들에게 돈을 뜯어내면서 가족관계가 깨지게 되는 것이다. 사실 이런 경우는 우리 자신의 체면과 욕심이 가족들과의 신뢰에 대한 대가 지불보다 큰 것이 대부분이다. 그리고 때론 너무 어린 나이에 집을 나와 나쁜 사람들에게 속아 벌어 보지도 못하고, 써 보지도 않은 대포 빚더미[4]에 앉는 경우도 있다. 그뿐만 아니라 병원 치료를 장기간 받다가 가산을 탕진하고 홀로 남는 경우도 있다.

이런저런 이유로 가산을 탕진하여 가족들과 헤어지고 결국은 혼자되어 아무 것도 남아 있지 않게 되는 경우가 대부분이다. 요즘은 혼자 빚을 짊어지기 위해 이혼하는 경우도 늘어나고 있다. 빚으로부터 가정을 지키기 위해서이다. 그러나 빚 문제 해결을 위해 희생하는 마음으로 홀로 그 빚을 떠안고 법적으로 이혼하고 나면, 그 이후 가정을 지키는 일이 더욱 어려워지는 것이 일반적이다. 특히 우리나라는 이혼율도 아주 높다. 우리나라 사람들이 이혼하는 이유로 배우자의 외도나 재정적 문제, 원가족(family of origin)의 간섭 등이 가장 많은 것으로 나타났다. 이미 많은 가정들이 깨졌고 앞으로도 더 많은 가정들이 깨질 가능성이 높다.

그러므로 노숙인의 증가는 우리 사회에서 더 이상 무관심할 수 있는 문제가 아니다. 가정의 중요성에 대한 인식이 줄어들수록 가정은 더 쉽게 깨지게 되고, 가정이 쉽게 깨질수록 잠정적 노숙인들은 계속

---

4) 대포 빚더미는 대포 통장, 대포 차, 대포 사업자등록증 등을 포함한다. 즉, 명의도용을 목적으로 노숙인의 주민등록증과 인감을 가져가 통장, 차, 사업자등록증을 만들어 갚지 않는 것을 의미한다.

늘어나게 되어 있다. 사람들은 조금이라도 더 잘 살 수 있을 것 같아서 이혼을 선택한다고 하지만 이혼한 사람들일수록 더 많은 육체적·정신적 질병이 발병하기 쉽다. 인생의 여정 속에서 만나는 극도의 스트레스로 인해 많은 정신적 문제를 경험하게 된다. 현재 전 세계적으로 1인 가족이 증가하고 있다. 이들은 곧 노숙인이 될 수 있는 많은 가능성을 내포하고 있다. 실제로 고도로 산업화된 나라들일수록 노숙인이 증가하고 있다. 현대사회는 자본주의의 정점에서 모두가 풍요롭고 편안한 미래를 맞이할 것이라는 환상을 가지고 있지만 현실은 그렇지 않다. 경제 불황이 심해지면서 점점 사람보다 돈을 귀하게 여기고, 돈의 노예가 되면서 사람들의 몸과 마음이 황폐해진다. 이에 따라 가정과 공동체는 깨지고, 이는 노숙인과 독거노인의 증가로 이어진다.

–
5. 노숙인 연구는 왜 필요할까?

필자는 사람 몸에서 가장 아프고 약한 부위를 찾아내고 치료해서 사람들이 건강해지는 것을 늘 경험하는, 실제로 그런 현장에 있어야 하는 내과 의사이다. 더불어 사회에서도 가장 아프고 약한 부분을 찾아내 치료하는 노력을 기울여야 사회 전체가 건강해질 수 있다고 생각한다. 아픈 부위를 계속 덮어놓거나 문제를 축소시킨다면, 나중에 큰 병이 되어 고생하다 죽을 위험이 있다. 마찬가지로 사회 구석구석 가장 아프고 약한 부분을 은폐하려 한다면, 나중에는 더 큰 사회문제가 되어 더 많은 사회적 비용을 지불해도 해결하기 어려운 재앙이 될 것이다. 그런 관점에서 노숙인 문제 역시 반드시 면밀하게 다뤄져야 한다. 반드시 해결책을 찾아내야 한다.

　노숙인은 정말 많은 질병을 가지고 있다. 육체적 질병도 많고 정신적 질병도 많다. 사회적 문제, 제도적 문제, 경제적 문제 등 얽히고설킨 총체적인 문제를 가지고 있다. 노숙인 한 사람을 새로운 가족과 사회에 통합시키기까지 제대로 돕고자 한다면 의료, 주거, 경제, 사회복지와 관련된 다양한 전문가와 전문기관들의 장기적·지속적·인격적 협력이 요구된다. 한 아이를 제대로 교육하고 키우기 위해 한 마을이 필요하다는데, 총체적으로 망가진 노숙인 한 사람이 회복되고 사회에 재통합되려면 마을의 구성원보다 더 많은 다양한 사람들과 기관들의 지속적인 인내와 협력이 필요한 것은 당연지사다.

　문제가 많은 사회계층을 돌보고 그 문제를 해결하는 과정은 다양한 기관들 간의 긴밀하고도 지속적인 협력이 요구되는 과정이다. 많은 문제가 총체적으로 얽혀 있는 노숙인 문제는 마땅히 연구되고 논의되어야 한다. 앞서 언급했듯이, 사회문제는 덮으면 덮을수록, 시간이 흐르면 흐를수록 더욱 큰 재앙으로 변할 수 있기 때문이다.

　내과 의사로서 필자는 노숙인 질병의 다양함과 위중함 때문에 이 문제에 관심을 갖게 되었다. 그리고 다양하고 복합적인 질병에 대해 여러 방면으로 훈련받을 기회를 가졌다. 게다가 가난한 환자들 대부분은 정신적이고 인격적인 문제들로 인해 상대방으로 하여금 많은 인내를 요구하는 사람들이었다. 덕분에 의사로서 환자에 대한 이해의 폭이 넓어졌다. 오랫동안 인내하도록 훈련받았으며, 지금도 그 훈련은 계속

되고 있다. 사회복지 종사자, 복지 정책 입안자, 의료인 모두 노숙인처럼 총체적인 문제를 가진 대상자를 도울 때는 어쩔 수 없이 다양한 훈련을 받게 된다. 더불어 수많은 네트워크를 형성하게 되고 여러 방면으로 수고해야 하는 경우가 많아진다. 즉, 총체적인 문제를 가진 대상자들을 잘 돕기 위해서는 잘 형성된 다양한 네트워크가 필요하다는 말이다. 이것이 이 분야에서 문제 해결 능력을 쌓아 가는 방법이다.

노숙인 문제는 의료복지, 사회복지, 정책, 법 등 관련한 모든 문제가 총제적이고 복합적으로 연결된 사안이다. 노숙인을 인권을 가진 존재로 여기지 않고 격리와 처벌 대상으로만 규정지으면 단순한 문제로 인식되기 쉽다. 그러나 노숙인 문제가 사실은 일반 대중과 그렇게 멀리 떨어져 있지 않은 해체된 가정들의 문제라고 여긴다면, 그리고 이들의 진정한 사회적 통합을 위해 이 총체적인 문제들을 해결하고자 고민하기 시작한다면, 이는 실로 엄청난 훈련과 많은 대가가 요구되는 일들이다. 이때의 훈련은 사회복지 종사자, 복지 정책 입안자, 의료인들 모두에게 유익한 경험이 될 것이다. 사회복지와 관련된 수많은 공무원들과 의료인들의 업무 능력_{노숙인 문제 해결 능력}은 노숙인들과의 접촉을 통해서 훈련받게 된다.

노숙인은 의료 및 사회복지 문제를 가장 많이 가지고 있는 대상이다. 그래서 노숙인을 돕는 경험은 다양한 취약 계층이 가진 사회복지 관련 문제들을 해결하는 데 많은 도움이 된다. 노숙인 문제를 통해 고민해 왔던 경험과 자료는 다양한 취약 계층의 사회통합을 고민하는 이들에게 필요한 경험과 훈련 자료가 될 것이다.

–

6. 노숙인 문제에 관심을 갖게 된 계기는?

'노숙인은 누구인가?'라는 질문은 1990년 예과 2학년 때 청량리 시장 흙바닥에서 비를 맞으며 식판에 밥을 받아 먹는 노숙인들을 만나고 난 후 시작되었다. '이들은 얼마나 질병이 많을까?', '이들의 질병은 과연 어떤 것들일까?', '이 질병들은 어떻게 해야 치료될까?', '이들은 과연 노숙인이 되기 전 삶으로 돌아갈 수 있을까?' 같은 질문들이 그때부터 계속되었다.

2001년 2월, 내과 전문의 자격을 취득하자마자 본격적으로 이 질문들에 대한 답을 찾기 시작했다. 그래서 시작한 것이 청량리역 근처에 다일천사병원 설립과 운영에 동참하는 일이었다. 2001년 3월부터 2004년 11월까지 함께했다. 2004년 11월부터 2009년 2월까지는 영등포 요셉의원에서 故 선우경식 원장님과 함께 노숙인을 포함한 가난한 사람들에 대한 질병과 그들의 삶에 대해 배우는 시간을 가졌다. 故 선우경식 원장님은 필자가 2001년 이 일을 본격적으로 시작한 때부터 돌아가실 때까지 중요한 멘토 역할을 지속적으로 해 주셨다. 원장님은 2008년 4월에 돌아가셨다. 필자는 원장님이 돌아가신 후 잠시 요셉의원에서 의무원장으로 일을 시작했다. 원장님이 돌아가셔도 요셉의원이 그대로 유지되고 있는 모습을 보여 줘야 한다는 강박관념이 있었던 것 같다.

대학생 때부터 한국누가회라는 기독교 의료인 선교단체의 멤버로 활동해 왔었던 필자는, 2009년 3월부터 서울역으로 옮겨 한국누가회의 상임이사로 일했다. 또한 2009년 3월부터 2013년 6월까지 서울역 다시서기진료소^{성공회다시서기센터}와 한국누가회의 협력사업으로 다시서기의원을 개원하였다. 본격적으로 노숙인의 공적인 의료복지와 사회복지에 대해 더욱 다양한 공부를 하게 된 것이다.

필자가 특별히 노숙인에게 관심을 갖게 된 데는 여러 가지 이유가 있다. 그중 가장 중요한 이유는 노숙인에게 질병이 많을 것 같았고, 이들의 질병을 다루고 관리하는 일이 힘들 것 같았기 때문이다. 평생 내과 의사로 살게 될 필자의 의사 인생에 질병뿐만 아니라 그 외에 여러 가지 힘든 문제가 많은 노숙인 환자들을 만나는 것이 도움이 될 것 같았다. 지나온 시간들이 쉽지만은 않았지만 돌이켜 생각해 보면 올바른 선택이었다. 놀랍고 다양한 훈련을 받을 수 있었던 귀중한 시간이었다. 이 책은 이 일을 하면서 필자가 스스로에게 가져 왔던 질문들에 대한 답을 만들어 나간다는 목표를 가지고 집필했다. 이 책을 통해서 노숙인이 도대체 누구이고, 그들에 대한 사회적 관심과 해결을 위한 노력이 왜 중요한지에 대해 나름의 생각들을 정리하고 나누고자 한다.

저희 아버지는 노숙자⁵⁾

제가 중학교 때
저희 아버님은 갑작스런 회사의 정리해고와
자식들 학비와 생활비, 주택 대출 때문에
결국 엄청난 카드빚을 지게 되셨었습니다.
괴롭히는 빚쟁이들..
추운 겨울날이었는데

저와 동생, 어머니는 쪽방이라는 곳에서
처음으로 밤을 보내야 했습니다.
아버지는 가족들만 방에 재워 놓고
본인은 전철로 노숙하러 가셨습니다.

새벽 5시에 인력시장에 나가 밤 10시까지 일하고
다시 지하철역으로 돌아오는 기막힌 생활을 하면서도
아버지는 희망을 잃지 않으셨습니다.

주중에 하루 시간을 내어
아무것도 모르는 동생을 뺀 세 식구가 모여
김밥 두 줄을 먹으면서도 아버지는 웃으시더군요.

"우리는 지금 어두운 터널 안에 있지만,
터널이란 것은 언젠가는 끝나게 되어 있다!"
남들이 보기엔
냄새나고, 한심해 보이는 노숙자였겠지만
저에게는
당신은 지하철 콘크리트에서 신문지 깔고 잠을 청할지언정
가족들에게 쪽방을 내어 주시던
영웅이었습니다.

---

5) 조준영, 사랑밭새벽편지, 2013, http://www.m—letter.or.kr.

7. 노숙인은 어떻게 살고 있을까?

노숙인을 포함한 의료취약계층의 문제를 이해하기 위해서는 홈^{home,} ^{가정}이 없어진다는 것이 어떤 의미인지를 이해하는 것이 중요하다. 가정이 없어진다는 것은 단순히 집^{house}만 없어지는 것이 아니다. 어쩌면 모든 인간관계의 파괴와 단절의 시작을 의미하는 것일지도 모른다. 홈리스^{homeless}로 지내는 시간이 길어질수록 여러 가지 질병들은 깊어진다. 육체적·정신적·사회적인 모든 질병이 한 인간을 강타하면 그의 몸과 인격뿐만 아니라 영혼까지도 망가질 대로 망가지게 된다. 스스로가 자기 자신을 저주하며 망가뜨리기도 하지만 주변의 환경과 그들을 바라보는 사회적 인식도 한 인간을 망가뜨리는 쪽으로 인도한다. 사회적 동물인 인간이 태어나서 처음으로 마주하는 가장 기본적인 사회인 가족관계의 파괴는 한 인간의 육체와 정신 모든 영역에 걸쳐 치명적 질병들이 발생하는 근원이 될 수 있다.

전 세계가 급격하게 도시화되고 극심한 자본주의 사회로 변모하면서 공동체성에 대한 가치 상실과 인간성 상실을 가속화시켰고, 이는 더욱 심각해지고 있다. 홈리스 문제는 사회와 국가가 개인주의와 자본주의를 지향하고 가족과 개인이 자본주의적 가치를 추구하면서 생기는 것이다. 가족, 사회적 관계, 공동체보다 '돈'을 최고의 가치로 지향하는 풍조가 온 세상을 장악하고 있는 한 홈리스는 계속 증가할 것이라 생각된다.

경쟁에서 실패하고, 연약하고, 좀 부족한 사람들은 사회 곳곳에서 언제 어디서나 나올 수 있다. 그리고 오늘날 대부분의 사람들은 가족관계나 건강 문제, 직업 문제 등으로 인해 언제 가족과 건강, 직업을 잃을지 모르는 불안정한 사회에서 살고 있다. 이는 마치 아주 위험한 경계선 위에서 아슬아슬하게 버티고 있는 것과 같다. 특히, 겉으로는 경제적으로 풍요롭고 교육열이 높아 보이지만 속으로는 실속이 없는 체면 위주의 사고방식이 팽배한 우리나라는 더욱 그렇다. 우리나라 사람들은 겉으로 보이는 모습에만 집중하는 경향이 있다. 안전 불감증과 보여 주기에만 급급한 전시행정으로 인해 언제 어디에서 또 배가 침몰할지, 다리가 무너질지 모르는 위험한 곳이다. 사회 곳곳에 어두운 영역이 존재한다. 대부분의 사람들이 근본적으로 불안해하면서도 세상이 요구하는 겉보기 수준에 맞춰 사느라 힘든 나날을 보내고 있다. 더욱이 현대사회가 '정상'이라고 규정한 범주의 삶은 실제적으로는 대부분의 사람들이 쫓아가기에 불가능한 것인데도 불구하고, 모든 사람들이 그 기준을 향해 달려가느라 금방 지치는 것이 현실이다.

세상에는 다양한 사람들이 존재한다. 현대사회가 정상이라고 규정한 기준에 부합하지 않는 사람들은 항상 존재하기 마련이다. 사회 곳곳에 존재한다. 정상의 범주를 어디까지로 정하느냐에 따라 굉장히 많은 사람들이 비정상으로 취급받는다. 정상이 아닌 사람들은 이상한 사람으로 낙인찍힌다. 그 낙인만 아니라면 잘 살아갈 수 있는 사람들이 잘못된 낙인으로 인해 사회적 불이익을 받고 더욱더 살기 힘들어지게 되는 것이다. 사회적 낙인과 소외가 이 땅에서 삶을 영위해 나가기 더욱 힘들게 만드는 주된 이유가 되고 있다.

–
8. 노숙인의 삶이 바뀌어야 질병이 조절된다

　　노숙인의 질병은 다양하고 복잡하다. 노숙이라는 삶의 형태는 엄청난 건강 불균형을 가져올 수밖에 없다. 그럼에도 불구하고 노숙인의 건강과 질병에 대한 정확한 자료가 없는 것은 한국뿐만 아니라 외국의 여러 선진국들도 마찬가지이다. 노숙인은 의료보험료를 낼 수도, 병원에 갈 수도 없는 처지이다. 따라서 사회보장이 제대로 되지 않은 나라에서 노숙인들은 질병은 많고 위중하지만 제때 치료를 받을 수 없는 그룹에 속한다. 돈이 없는 가난한 사람들은 어쩔 수 없이 치료를 받지 않는 쪽을 선택한다. 결과적으로 작은 병을 방치해서 크게 키우는 쪽을 선택하게 되는 것이다. 주거, 가족, 직업 등의 일상생활이 규칙적이지 못해 불안하고 힘겨운 삶을 살아가는 경우일수록 건강의 기본인 영양과 위생을 지킬 수가 없다. 이 또한 작은 병도 큰 병으로 키워 내과적 질병들에 대한 관리가 불가능하게 만든다. 노숙인들의 질병은 복잡하고 심각하며, 대개는 관리가 되지 않는다. 특히, 만성병의 조절은 개인의 생활상과 결코 뗄 수 없이 밀접하게 연결되어 있어 더욱 그렇다. 만성병을 관리하고 합병증을 막으려면 반드시 생활상이 변해야만 한다.

　　노숙인들은 또한 아주 복잡하고 다양한, 만성적인 정신과적 질병들도 가지고 있다. 이 환자들의 질병에 관해 오랜 시간 고민해 오면서 깨닫게 된 것은 이 불운한 그룹의 건강과 질병, 그리고 생활상이 아주 밀접하게 연관되어 있다는 것이다. 결국 삶이 바뀌어야만 병이 조절된다.

　　그래서 이런 문제들에 대해 필자 자신을 위해서라도 머릿속에서부터 자세히 정리하고 싶었다. 늘 보고, 겪고, 만나고, 부딪히고 있는 일들을 정리하며 찾고픈 마음도 있었다. 사회복지 현장과 노숙인 관련 의료정책에 관해 자문을 하기도 했고, 여러 입장에 있는 사람들의 다양한 질문을 받기도 했다. 그동안 다양한 입장과 관점에 따른 질문들에 대해 느끼고 있던 것을 정리하고, 혹시라도 필자가 나눈 것들이 노숙인에 대한 사회적 인식의 변화에 도움이 되길 바라는 마음으로 이 글을 쓰고 있다.

–
9. 노숙인을 위한 사회적 제도와 해결 방안은?

인간은 사회적 동물이다. 따라서 인간은 가족이 없어지면 가족을 대신할 만한 새로운 사람들, 새로운 관계들이 필요하다. 노숙인처럼 만성적으로 인간관계가 고립되고 인권침해에 익숙해진 사람들을 한두 번 만나거나 잠깐 봐서는 이들의 생각과 감정을 이해하기 어렵다. 이들이 어떤 생각을 가지고 있는지, 왜 저런 행동을 하는지, 정말로 원하는 것이 무엇인지 알아차리기 어렵다는 말이다. 그러나 모든 인간은 결국 누구나 다 기본적으로 비슷한 것을 추구하고, 존중받고 살기를 원한다는 것을 인식할 필요가 있다.

이미 노숙인들을 위한 공공과 민간단체의 재정으로 지원되는 많은 사회적 제도가 존재하는 것이 사실이다. 민간단체나 공공 영역에서의 노숙인 지원사업은 날로 활성화되고 있다. 노숙인 관련 사역과 사업들이 다양하게 증가되고 있는 것이다. 이렇게 노숙인을 대상으로 하는 단순한 의식주 제공과 일자리 제공, 임시주거지원과 영구임대주택 사업, 무료진료 제공 등의 사회복지서비스는 사회 곳곳에서 이미 일정 부분 중복될 정도로 많이 제공되고 있다. 그런데도 여전히 노숙인의 재활과 사회로의 복귀는 쉽지 않다. 오히려 노숙인의 수는 날로 증가하고 있다.

이런 종류의 서비스 제공은 어떤 면에서는 공무원의 일일 수도 있고, 또 어떤 면에서는 종교단체의 선교와 봉사 차원의 사역일 수도 있다. 표면적으로 노숙인 관련 서비스들은 공공 재정과 종교단체 후원금으로 제공되는 선한(?) 사업으로만 보일 수도 있다. 하지만 실질적으로는 아주 다양한 일자리 창출이기도 하다. 앞으로 이런 분야의 일들은 더욱 다양한 직장이 될 것이다. 그렇지만 사회복지 관련 일자리는 일반적인 수익 창출을 해야 하는 회사들과는 다른 목표를 가진 직장이라는 사실을 잊지 말아야 한다. 근본적으로 수익 창출이 아니라 가난한 사람을 돕기 위한 공공성을 바탕으로 '정의'와 '공의'를 실천하는 것이 목표이다.

사회복지 관련 분야 사업과 일자리는 지금도 많지만 앞으로도 더 증가될 전망이다. 현재도 사회복지 관련 민간 영역과 공공 영역에서 많은 사람들이 여느 직장에서처럼 월급을 받고 노동법에 준한 처우 개선을 주장하며 열심히 일하고 있다. 어쩌면 사회복지 영역도 성과를 두고 관련 업체끼리 경쟁하면서 나랏돈과 민간 후원금을 쟁취해야 되는 시대가 올지도 모른다.

그러나 사회복지의 대상자인 노숙인들과 진정한 인격적인 관계를 맺는 것과 서비스를 제공하는 것은 별개의 문제이다. 노숙인들이 사회로 통합되기까지 지속적으로 그들과 관계 맺는 것이 사회복지 종사자들에게 반드시 요구되는 일은 아닐 수도 있다. 시간이 지나면서 사회복지 종사자들의 업무는 점점 관행적으로 흘러 생명력 없이 일하기 쉽다. 사회복지 종사자들도 대상자들과 인격적인 관계를 맺지 않고 적당히 업무를 수행할 수도 있다. 현재 사회복지 관련 공공기관 나름의 원칙과 기존의 재정 공급만으로는, 노숙인 개개인이 사회 속으로 통합될 때까지 장기적으로 한 사람을 돌보는 것을 목표로 서비스 내용을 만들기는 어렵기 때문이다.

공공기관이든, 민간기관이든 사회복지서비스는 인간과 인간이 만나는 사회적인 인간관계를 통해서 제공해야 한다는 원칙이 있다. 또 어느 시점에서는 멈춰야 한다는 원칙도 있다. 사회복지서비스 제공자들도 다 인간이고 사회복지서비스를 받는 사람들도 모두 인간이다. 생존에 필요한 서비스를 제공하고 제공받는 과정이 얼마나 인격적인 관계를 통해서 이뤄지느냐에 따라, 같은 밥을 주고 같은 방을 지원해 줘도 때로는 그 서비스가 사람을 살리기도 하고, 때로는 인격 모독이 되기도 한다. 현재 우리나라의 모든 사회복지서비스가 과연 인격적인 관계를 기반으로 하는지에 대해서는 과정별로 자세히 들여다보고 평가해 볼 필요가 있다.

필자가 노숙인을 돕는 현장에서 언제나 느껴 온 것은 인간은 모두 사회구성원, 즉 공동체를 구성하는 하나의 구성원이라는 사실이다. '인간 위에' 인간 없고 '인간 밑에' 인간 없다고 하지만 실제로는 그렇지 않다. 사회 구석구석 다양한 자리에서, 다양한 이유로 인간관계의 서열이 정해지기 쉽다. 그것이 현실이다. 사회복지 분야도 예외는 아니다. 아무리 좋은 사회복지서비스를 제공한다고 해도 그것이 인격적인 관계 없이 이뤄진다면, 제공받는 사람들에게는 잔인한 인격 모독이 될 수도 있다. 그리고 오히려 의존성만을 키워 그들을 더욱 폐인으로 만들 수도 있다. 그래서 어디서 주고 어디서 그쳐야 할지, 그 모든 것을 인격적인 관계를 통해서 어떻게 실행해 나갈지가 반드시 풀어야 할 숙제다. 물론 많은 노숙인들은 육체적·정신적 질병으로 인해 의사소통뿐만 아니라 인격적인 관계를 맺는 것 자체가 쉽지는 않다.

그동안 만난 노숙인들 대부분은 길거리 노숙과 노숙인시설, 쪽방과 무료시립병원들을 주기적으로 돌고 있었다. 어떤 노숙인은 쪽방에 살 때도 만났고, 길거리 노숙할 때도 만났으며, 병원에 입원시켜 임종할 때도 만났다. 한 노숙인의 쪽방생활부터 거리생활, 병원생활을 거쳐 임종까지 다양한 삶의 여정에서 어떤 질병이 어떻게 나타나는지 보았다. 거리 노숙인들의 삶, 쪽방 노숙인과 영세민들의 삶, 노숙인 요양시설이나 자활시설에서의 삶, 시립병원 장기 입원환자로서의 삶 등 가난한 사람들의 다양한 삶의 형태와 그에 따른 질병 양상을 확인할 수 있었다. 안타깝게도 그들은 대부분 길에서, 쪽방에서, 병원에서 삶을 마감했다.

필자는 2009년에 시작된 '마더하우스'라는 비영리 민간단체의 활동을 통해 가족들에게 다시 돌아간 몇몇 사람들을 지금까지 몇 년째 만나고 있다. 물론 그 수는 손에 꼽을 정도이다. 또한 새로운 가족이 되어 함께 살고 있는 몇몇 사람들도 만나고 있다. 이들은 다른 노숙인들보다는 그나마 인간답게 살아가며 나름대로 성장하고 있다. 14년 이상 수많은 가난한 사람들을 만났지만, 생을 마감하거나 온몸이 망가진 이들이 과반수를 넘는다. 다시 사회 속으로 재통합되기 위해 노력하는 사람들 중에 오랜 시간이 지났는데도 불구하고 아직도 사회적인 관계 맺기를 어려워하는 이들이 많다. 물론 사회복지 영역에서 좀 더 오래 일해 온 분들은 노숙생활을 하다 재활에 성공하여 사회로 통합된 사람들을 필자보다는 많이 봤을 거라 생각한다.

마더하우스를 통해 만난 몇 명의 사람들은 현재까지 약 5년간 지켜본 사람들이다. 함께 일하고, 함께 밥 먹고, 거의 매일 만나고 같이 살다시피 한 사람들이다. 시간이 흐를수록 점점 변화가 일어나는 것을 볼 수 있었다. 손에 꼽을 정도의 몇몇 사람들 외의 대부분은 여전히 노숙인 회전문현상revolving syndrome의 한 지점, 즉 거리, 쪽방, 병원, 시설 중 한 곳에 살고 있으면서 지금도 필자와 의사—환자 관계로 도티기념병원에서 만나고 있다. 만나지 못하는 이들은 가족에게 돌아갔거나, 사망했거나, 길 위에서 점점 몸이 나빠지는 중일 것으로 생각된다.

필자가 이 일을 처음 시작하던 2001년에 비하면 현재는 노숙인에 대한 인식이 많이 변화했다. 〈노숙인 법〉이 생겼고 공공의료를 통한 무료진료 예산도 상당히 늘었다. 그리고 노숙인 관련 사업을 위한 민간 후원금도 이전보다 더 많이 늘어났을 것이다. 노숙인시설과 복지 관련 예산도 많이 늘어났다. 지난 10여 년 동안 사회적 인식이나 정책을 만드는 사람들의 인식에도 정말 많은 변화가 있었다. 그렇지만 아직 더 많은 인식과 정책의 변화가 필요한 것이 사실이다. 더 큰 변화들을 통해서만이 더 많은 노숙인들이 사회 속으로 재통합될 수 있을 것이다. 이 글을 통해 좀 더 구체적인 논의의 장이 열리길 바란다.

제 2 장

노숙인의
질병에 관한
이해

1. 외국에서 선행된 노숙인의 질병에 관한 연구는?

1) 정신과 질환 연구

홈리스 남성들이 앓고 있는 정신적 질병의 유병률을 연구한 논문이 있다. 독일 뮌헨^{Munich}에 사는 노숙인 환자들의 정신적 질병을 DSM—Ⅳ 분류[6]에 따라 평가해 놓은 것이다.[7] 뮌헨에 있는 1,022명의 노숙인들을 쉼터 이용자, 노숙인지원센터 서비스 이용자, 거리 노숙인으로 구분해 결과를 냈다.

결과는 일생 동안의 정신과 질병의 유병률로 나타냈다. 알코올의존증은 일반인이 15.2%의 유병률을 보이는 반면, 노숙인은 72.7%의 유병률을 보였다. 정동장애의 경우 일반인이 7.3%, 노숙인이 32.8%를 보였으며, 불안장애는 일반인이 6.2%, 노숙인이 15.9%의 유병률을 보였다. 정신장애는 일반인이 0.6%, 노숙인이 9.8%의 유병률을 보이고 있다. 일생 동안 DSM—Ⅳ Axis Ⅰ[8] 정신 질환 그룹들이 일반 사회대조군보다 홈리스 그룹에서 2.4배 높게 나왔다. 따라서 홈리스 그룹의 정신 건강은 건강관리계획^{health care planning}이 적용되고 의논되어야 할 대상

---

6) DSM은 Diagnostic and Statistical Manual of Mental Disorders의 약자로, 정신과적 진단 시 기준이 되는 매뉴얼이며, 개정 · 증보된 것이 DSM—Ⅳ이다. 정신장애 분류 체계는 1992년 WHO(세계보건기구)에서 발간한 《국제 질병 분류 체계 제10판》(International classification of disease, 10th ed.: ICD—10)에 의한 것과 1994년 미국정신의학회에서 제작한 《정신장애 진단 및 통계 편람 제4판》(Diagnostic and Statistical Manual of Mental Disorders, 4th ed.: DSM—Ⅳ)에 의한 것이다.

7) Manfred M. Fichter, Norbert Quadflieg, "Prevalence of mental illness in homeless men in Munich, Germany: results from a representative sample", *Acta Psychiatr Scand,* vol.103, 2001, 94—104.

이라는 것을 시사한다.

또한 서구 유럽과 북미의 100만 명이 넘는 노숙인들을 대상으로 주요 정신장애[major mental disorder]에 대한 체계적인 대규모 조사가 시행되었다.[9] 일부 불특정 노숙인들의 인터뷰를 통해 정신과적 질환, 주요 우울증, 알코올과 약물 의존성, 인격장애 등에 대해 조사했다. 지역별 조사 대상자 숫자를 조사하고 7개 나라에서 5,684명의 홈리스를 조사하여 자료를 얻었다. 주요 정신장애 분류 결과 7개 나라에서 모은 29개 자료의 분포를 보면, 알코올의존증이 8~58.5%, 약물의존증이 4.5~54.2%, 조현병이 2.8~42.3%, 주요 우울증이 2.8~42.3%로 조사되었다. 알코올의존증은 최근 수십 년 동안 증가되고 있는 추세이다. 서구사회에서 홈리스는 나이 대비 일반 국민들보다 알코올과 약물의존성이 훨씬 높다. 정신과적 질환과 인격장애의 유병률도 훨씬 높다. 이들의 정신건강을 위해 정신과적이고 사회공동체적인 치료를 위한 돌봄의 모델이 반드시 필요한 상태이다.

2) 내과 만성질환 연구

2006년 프랑스 파리에 있는 노숙인 쉼터 환자들의 당뇨병 유병률의 특징에 관한 논문이 있다.[10] 이 논문은 노숙인시설에서 생활하고 있

---

8) DSM—Ⅳ 진단 체계는 다축적 진단 체계(multiaxial diagnostic system)로 이루어져 있다. 그 단계는 다음과 같은 다섯 단계로 나뉜다. Axis Ⅰ는 임상적 증후군(clinical syndrome), Axis Ⅱ는 인격장애(personality disorders), Axis Ⅲ는 일반적인 의학적 상태(general medical conditions), Axis Ⅳ는 심리사회적 및 환경적 문제(psychosocial and environmental problems), Axis Ⅴ는 현재의 적응적 기능 수준(current level of adaptive functioning)이다.

9) Seena Fazel, Vivek Khosla, Helen Doll, John Geddes, "The Prevalence of Mental disorders among the Homeless in Western Countries; Systemic Review and Meta—Regression Analysis", *PLos Mediane*, 2008. PLoS Medicine/ www.plosmedicine.org.December2008/Volume5/Issue12/e225.

는 사람들의 당뇨병 유병률을 추산하고, 당뇨로 진단받은 노숙인들의 질병적 특징들을 기술하고 있다. 2006년 10월부터 12월까지 파리에 있는 9개 노숙인시설에서 당뇨병에 대한 체계적인 검진을 시행했다. 그 결과 일반 시민보다 아주 높은 당뇨 유병률이 발견되었고, 비교적 젊은 나이에 발병하였다. 당뇨병 진단 후 주된 당뇨병성 합병증이 아주 짧은 기간[5년~10년 이내]에 다장기합병증을 가져오는 것으로 나타났다. 이 결과는 이들에게 특히 족부 관리와 효과적인 당뇨 조절을 위한 체계적인 전략이 필요하다는 것을 보여 주고 있다.

　　심혈관 질환은 높은 유병률과 사망률이 연관된 병이다. 심혈관 질환의 발생은 생활 습관과 아주 밀접한 관계가 있는 것으로 나타난다. 건강에 좋지 않은 홈리스의 생활환경 속에서 심혈관 질환과 연결된 위험요소들을 밝히고자 한 논문이 있다.[11] 이 논문의 연구 대상은 총 51명인데, 평균 연령이 45세이고, 90%가 남성으로 이뤄졌다. 이 연구 대상자들은 에스토니아[Estonia]의 탈린[Tallinn]에 있는 노숙인 쉼터에서 생활하는 사람들로, 건강이 아주 나쁜 상태에서 지속적으로 알코올과 흡연을 해 온 사람들이다. (발가락 절단 상태, 피부궤양을 가지고 있는 상태 등) 환자의 절반 이상이 혈액검사와 여러 가지 검사 결과 거의 정상 수치를 보였다. 연구 대상 환자들 모두 저밀도 리포프로테인 콜레스테롤 수치[LDL cholesterol]가

10) Amandine Arnaud, Anne Fagot—Campagna, Gerard Reach, Catherine Basin, Anne Laporte, "Short Report: Prevalence and characteristics of diabetes among homeless people attending shelters in Paris, France, 2006", *European Journal of Public health,* vol.20 no.5, 2009, 601—603.

11) Margit Kaldamae, Mihkel Zilmer, Margus Vigimaa, Galina Zemtsovskaja, Karel Tomberg, Tanel Kaart and Margus annuk, "Original article: Cardiovascular disease risk factors in homeless people", *Upsala Journal of Medical Sciences*, 2011: Early online, 200—207.

정상이었다. 즉, 이 연구는 심혈관 합병증의 위험 요소를 일반적인 환자군을 대상으로 심혈관 질환 예측을 위해 써 오던 기존의 혈액검사들이 홈리스에게는 적용되지 않는다는 것을 의미한다. 따라서 일반적으로 현대인들의 심혈관 질환의 원인인 동맥경화증이 영양 과잉으로 생기는 데 반하여, 오히려 이들은 극심한 영양 결핍 혹은 영양 불균형 상태였다는 것이다. 그래서 홈리스 심혈관 질환의 원인은 아주 기형적인 삶의 생활 방식극심한 알코올 섭취와 흡연, 장기적인 비위생 상태로 인한 만성감염 상태, 극도의 불안 등 때문이라고 제시했다.

홈리스의 만성B형간염, 만성C형간염, 에이즈AIDS, 매독의 유병률에 관한 논문을 살펴보자.[12] 이 논문의 연구 대상은 이란의 테헤란에 있는 15세 이상의 홈리스이다. 이들 202명을 대상으로 만성B형간염, 만성C형간염, 매독, 에이즈의 유병률에 관해 검사하였다. 202명의 홈리스 남성 중 70명(34.7%)이 B형간염에 감염, 87명(42.8%)이 C형간염에 감염, 13명(6.4%)이 에이즈에 감염, 10명(0.5%)은 B형간염, C형간염, 에이즈 모두 감염된 상태였다. RPR양성매독 감염은 1명이었다. 이란 홈리스들에게는 특이하게도 매독의 발생 빈도는 높지 않게 나타나고 있다. 흡연 병력은 144명(71.6%), 마약중독 병력은 109명(54.2%)이었다. HIV 양성자는 HCV 양성도 같이 있었고, 이들 중 10명이 마약주사제 남용IV drug abuse의 경험이 있었다. 주사제 남용 경험과 교도소에 갇혔던 경험들이 3가지 감염HBV, HCV, AIDS과 의미 있게 연결되어 있었다.

12) Parviz Vahdani MD, Seyed—Mohammadmehdi Hosseini—Moghaddam MD, Alireza Family MD, Ramin Moheb—Dezfouli MD, "Brief Report: Prevalence of HBV, HCV, HIV, and Syphilis among Homeless Subjects Older than Fifteen Years in Tehran", Archives of Iranian Medicine, 2009:12(5), 483—487.

미국 홈리스 환자들의 결핵 유병률은 측정할 수 없었는데 이유는 홈리스들이 미국 질병 통계에 포함되지 않았기 때문이다. 그러나 노숙 상황 자체는 자주 결핵과 연관된다. 결핵을 가진 홈리스 환자들과 홈리스가 아니면서 결핵을 가진 환자들과 비교하여 홈리스 결핵환자들의 특징들과 위험 요소들을 기술한 논문이 있다.[13] 1994년부터 2003년까지 미국 50개 주와 컬럼비아 특별 행정구로부터 국가결핵 관리시스템National TB Surveillance System을 통해 자료를 모아 노숙과 연관된 결핵환자의 수와 비율, 지역적인 특성, 위험 요소들, 질병 양상들, 치료 방법들, 결과 등에 대해 분석했다. 결핵환자 18,587명의 사례들을 분석했고, 이 중 11,369명의 환자가 홈리스로 분류되었다. (진단 전 12개월 이내) 결핵에 걸린 홈리스 분포가 높은 지역은 미국 서부와 남부 쪽에 있는 주들이었다. 홈리스 결핵환자가 홈리스가 아닌 결핵환자보다 약물 사용 빈도가 높았다. 홈리스 결핵환자이면서 약물 남용도 진단된 경우 중 34%는 HIV가 함께 감염된 상태였다. 홈리스 결핵환자에게서 배출되는 결핵균은 감염력이 높은 결핵균이기는 하지만 기존의 1차 결핵약으로 치료가 잘 되는 결핵균이었다. 여러 가지 1차 결핵약에 잘 들지 않는 다제내성 결핵균은 많지 않은 편이었다. 건강관리센터에서 홈리스 결핵환자의 81%를 직접복약관리DOT: Direct Observed Therapy로 환자 관리를 한 후 86%의 홈리스 환자들이 완치되었다. 개개인의 결핵 위험 요소는 홈리스의 위험 요소와 겹치기 때문에, 결핵 치료를 계획할 때 홈리스의 위험 요소를 같이 치료하는 계획 즉, 홈리스의 사회적인 요소들

13) Maryam B Hddad, Todd W. Wilson, Kashef Ijaz, Suzanne M. Marks, Marisa Moore, "Tuberculosis and Homelessness in the United States, 1994—2003", *JAMA*, vol.293 no.22, June 8. 2005, 2762—2766.

의 회복을 준비하는 것이 필요하다는 것을 시사한다. 이 논문에서는 아주 잘 준비된 사회적인 지지 치료[DOT 등]가 이루어지면 홈리스 결핵환자가 일반 결핵환자보다 오히려 더 좋은 치료 효과를 얻어 낼 수 있다는 결론을 내렸다.

3) 홈리스의 사망률에 관한 연구

다음은 호주 시드니[Sidney]에 있는 조현병을 가진 홈리스 환자들 사이의 사망률에 관해 10년 동안 추적 관찰한 자료이다.[14] 이 연구의 첫 번째 목적은 일반인과 비교하여 홈리스들의 죽음에 대해 기술하는 것이고, 두 번째 목적은 조현병이 있는 사람과 없는 사람 사이의 죽음에 대해 비교하는 것이다. 708명의 홈리스 환자들 중 506명의 환자가 조현병[schizophrenia]을 진단받고, 지난 10년 동안 정신과 외래를 다녔다. 여기서 표준화사망률[SMR: Standarized Mortality Rates 15)]을 계산했다.

결과를 보면 83명의 환자(12%)가 사망했는데 이 중 19명이 자살했다. 남자 홈리스의 표준화사망률은 3.76, 여성 홈리스의 표준화사망률은 3.14였다. 조현병을 가지고 있는 홈리스와 가지고 있지 않은 홈리스의 사망률 사이에서 의미 있는 차이는 나타나고 있지 않다. 자살에 관한 표준화사망률은 홈리스 남성이 여성보다 더 높았다. 결론은 시드니 홈리스들은 뉴 사우스 웨일즈[New South Wales]의 일반인들보다 사망률이 3~4배 높았다. 결국 홈리스의 사망률은 일반인의 그것보다 높다. 특

---

14) N.C. Babidge, N.Buhrich, T. Butler, "Mortality among homeless people with schizophrenia in Sydney, Australia: a 10 year follow up", *Acta Pscychiatr Scand*, vol.103, 2001, 105—110.
15) 표준화사망률이란 특정 기간 동안 사망한 인구수의 비율을 의미하는데, 일반적으로 인구 1,000명당 사망자 수 혹은 인구 100,000명당 사망자 수를 측정하고 기간은 1년으로 정한다. 연령표준화란 연령구조에 영향을 받는 특정 현상에 대해 연령구조효과를 제거해 재분석하기 위한 자료이다.

히 젊은 홈리스의 사망률이 높다. 조현병 유무가 홈리스의 사망률을 의미 있게 높이는지 여부는 확실치 않다고 결론 내렸다.

홈리스의 사망률에 관한 논문을 들여다보자. 지난 2008년에서 2009년까지 1년 동안 미국 시민 200명 중 1명, 즉 150만 명 이상이 홈리스 쉼터homeless shelters와 일일 이용시설transitional housing을 이용하였다. 50만 명은 가족 구성원의 일부와 함께 이용하였고, 이 숫자는 2007년 이래로 증가하고 있다. 유럽에서는 미국에 비해 그 증가율이 낮기는 하나 최근 몇 년 동안 절대적인 수가 점차 증가하는 추세를 보이고 있다. 현장 활동가outreach worker들은 미국에서 2006년에서 2007년, 2009년에서 2010년 각 1년 동안 홈리스 숫자가 20% 정도 증가된 것으로 보고하고 있다. 집이 없다는 것은 육체적·정신적 질병이 증가될 확률이 아주 높아지는 환경에 노출되는 것이다.

산드라 닐슨Sandra Nielson 등은 〈랜싯Lancet〉이라는 저널에서 1999~2009년 동안 덴마크의 홈리스 쉼터 내 정신과적 질환과 사망률의 비율을 조사하는 대규모 연구를 시행했다.[16] 이 연구에는 약물중독을 포함한 정신과적 유병률의 증가가 잘 나타나 있고, 사망률의 증가도 기술되어 있다. 평균 사망률은 일반 남자들의 5.6배, 일반 여성들에 비해 홈리스 여성들은 6.7배로 나타났다. 이 보고서는 홈리스들이 아주 심각한 건강 불균형을 가지고 있다는 것을 시사한다.

---

16) Sandra Feador Nielson, Carsten Rygaard H., Annette Erlangsen, Merete Nordentoft, "Psychiatric disorders and mortality among people in homeless shelters in Denmark: a nationwide register—based cohort study", *Lancet*, vol.377, 2001, 2205—2214.

이와 같은 외국 논문들을 통한 노숙 상황에 관련된 건강 문제는 다음과 같은 결론을 갖는다.

① 내과적 만성질환과 정신과적 질병이 홈리스 사망률을 증가시킨다.
② 정신적 질병과 만성질환을 가지고 있는 상태에서 알코올과 약물중독이 사망률을 증가시킨다.
③ 약물중독 없는 정신과적 질병을 가진 홈리스가 건강관리 접근성이 용이하다.
④ 알코올과 약물 남용 문제가 홈리스의 자연사와 사고사 사망률 모두를 높인다.
⑤ 홈리스 치료는 정신과적 치료, 약물과 알코올중독에 대한 통합적 치료가 필요하다.
⑥ 홈리스 치료는 공동체적인 치료와 사회적인 지지가 요구된다.

반복적인 육체적 만성질환과 정신적인 질병이 실질적으로 사망률을 올린다. 이것은 네트워크가 잘 되어 있는 선진국에서조차 마찬가지이다. 물론 그런 시스템이 없는 나라는 더욱 심각하다. 홈리스의 질병은 정신적인 질병과 육체적인 만성질환이 중첩되어 있다. 사망률을 높이는 요소는 역시 알코올과 약물중독이다. 정신적인 문제가 있고 약물중독이 없는 홈리스들이 아무래도 건강관리 프로그램 접근성이 용이하다. 그래서 정신적인 문제는 있으나 알코올과 약물 남용의 문제가 없는 홈리스들이 알코올과 약물 남용 문제가 있는 홈리스보다 홈리스로 있을 시간이 상대적으로 짧다. 즉 어느 정도 자활이 가능하다는 것이다. 결국 알코올과 약물 남용 문제가 자연사와 사고사의 사망률을 높아지게 만드는 위험 요소이다. 결론적으로 노숙인은 내과적 만성질환 치료, 정신과적인 치료, 알코올과 약물중독에 대한 통합적인 치료가 필요하다. 위와 같은 치료는 결국 폭력 범죄, 자살, 상해 사건의 감소를 갖고 오게 될 것이므로 공동체적인 치료와 사회적인 지지가 필요하다.

–
2. 우리나라 노숙인의 질병 조사 연구는?

1) 노숙인 질병 연구의 특수성

필자는 의료보험이 없어서 진료받기 힘든 가난한 환자들만을 대상으로 하는 병원에서 주로 일해 왔다. 보험이 없는 노숙인, 외국인 노동자, 난민 등이 대상이었다. 더불어 보험이 있어도 가난한 사람, 독거노인, 생활보호대상자들도 진료해 왔다.

환자의 특성상 병원비 문제가 있거나 일용직 일자리를 찾아다니느라 한 곳에 오래 거주하기 어렵기 때문에 지속적인 추적 관찰이 어려운 이들이 주요 대상이었다. 따라서 이런 환자들의 질병에 관한 지속적인 데이터를 찾거나 모으기가 어려웠다. 의료보험이 없는 사람들은 의료보험공단에 지속적인 의료기록이 모이지 않는 사람들이다. 외국인 노동자들을 포함한 가난한 사람들은 다른 사람의 의료보험으로 치료받는 경우도 종종 있다. 그러므로 이들을 진료하는 경우에는 실명 확인과 본인 확인이 중요하다.

그렇기 때문에 이들의 질병 빈도에 관한 통계는 이들과 신뢰 관계에 있는 무료 병원이나 지속적인 추적 관찰을 가장 잘 할 수 있는 곳에서 데이터로 모아야 할 필요가 있었다. 그러나 무료 병원들도 여러 곳이 있고, 무료로 약 주는 곳, 무료로 검사하는 곳 등이 산발적으로 있어서 통합적 데이터를 모으기 어렵다는 것과 진료 중복과 투약 중복을 피하기 어렵다는 것이 문제였다. 특히, 노숙인과 외국인 노동자들의 경우 의사소통이 잘 안 되기 때문에 여러 무료진료소의 다양한 데이터를 통합하는 것이 중요하다. 그러나 여러 가지 인권 문제, 병원들 간 협력 부재, 노숙인 및 외국인을 돕는 기관들 간 협력 부재 등 때문에 어려운 것이 현실이다. 그렇기 때문에 의료진이나 돕는 단체 자체의 만족을 위한 일회성 진료를 더욱 자제해야 하고, 가능하면 이미 지속적으로 진료하고 있는 기관을 중심으로 제대로 된 네트워크와 진료 자료 통합의 문제가 우선적으로 해결되어야 한다.

필자가 만든 노숙인 관련 질병 데이터는 지속적으로 진료할 수 있던 노숙인 환자들만을 대상으로 했다. 실명과 주민등록 확인, 주거지 전입이 제대로 선행된 환자들만을 대상으로 데이터를 모았다. 그래서 일단 노숙인들 중 생활보호대상자^{국민기초생활보호대상자}로 만들기 위해 의료급여 수급자를 만드는 경우의 환자들을 대상으로 했다. 이는 노숙인 환자들 대부분이 가장 원하는 부분이다. 의료급여 수급자가 되면 월 50만 원 정도 되는 최저 생계비를 나라에서 지급받아, 쪽방이나 고시원에서 방세를 내며 스스로 독립적으로 살 수 있기 때문이다. 노숙인들은 아무리 좋은 노숙인시설이 있어도 개인 공간을 침해받고 자유를 구속받는 것을 원하지 않는다. 그래서 수급 진행 과정을 위한 의료적 진찰과 검사 과정에 있는 노숙인들 대부분이 중간에 사라지지 않아 지속적인 추적 관찰이 가능했다. 본인이 원하는 일이기에 스스로 의지를 가지고 책임감 있게 수급을 위한 진단서 획득 과정을 함께 밟아 갈 수 있었다. 여기서 제시한 환자들은 그래도 아직까지는 본인의 발로 걸어 다닐 수 있는 노숙인을 대상으로 해서 만든 데이터이다. 즉, 노숙인 자활시설이나 상담보호센터를 이용하거나 쪽방 혹은 고시원, 거리 등을 돌아다니는 노숙인을 대상으로 데이터를 만든 것이다. 필자가 지금 도티기념병원에서 만나고 있는 환자들은 주로 노숙인 요양시설에 있는 환자들이다. 즉 중증 장애와 육체적·정신적인 문제들로 평생 노숙인 요양시설에서 적응하고 살아가는 환자들을 의미한다. 이들의 데이터는 좀 더 시간이 지나야 정리할 수 있을 것 같다.

2) 근로능력평가진단서 발행 대상과 방법

다음에 제시되는 노숙인 질병 양상에 관한 통계자료는 필자가 요셉의원과 다시서기의원에서 근무할 때, 위에 제시되었던 방법대로 선별된 환자들에게 발행했던 근로능력평가진단서들을 가지고 만든 자료이다. 즉 의료보험이 없는 노숙인 환자들에게 국민기초생활보호대상자 의료급여 1·2종를 취득할 수 있도록 돕기 위한 진단서현 근로능력평가진단서를 발행했던 환자들의 자료이다. 물론 다시서기의원이나 요셉의원에서는 근로능력평가진단서 발행 외에도 많은 환자들의 다양한 필요에 따라 진료를 했다. 그러나 통계의 정확성을 위해 부득이 근로능력평가진단서를 발행한 환자들만을 대상으로 통계자료를 만들었다.

노숙인들 중에 오랜 노숙생활로 여러 가지 사건·사고를 겪거나, 만성병들로 인한 마비와 다장기 손상으로 인해 혼자서는 도저히 일상생활이 불가능한 중증 장애환자가 된 사람들은 어쩔 수 없이 평생 노숙인 요양시설에서 적응하고 산다. 그러나 조금이라도 팔다리를 움직일 수 있는 사람은 노숙인시설의 통제와 규제보다는 아무리 몸이 힘들어도 혼자 자율적으로 생활하는 고시원과 쪽방을 선택한다. 그 몸을 가지고 죽을 때까지 일용직이라도 하고 싶어 한다. 그래야만 자신이 그래도 살아 있다고 느끼는 것 같다.

그리하여 자신이 가장 원하는 나름의 목표를 위해, 여러 검사들과 함께 진단서를 작성하는 과정 중 사라지지 않고 진료와 진단 과정을 지속적으로 해 온 환자들이 955명이었다. 이들은 대개 근로능력평가 진단서를 쓰고 의료급여 1·2종을 취득하게 되었다. 이후 대개의 경우 시립병원을 스스로 이용하면서 치료받거나, 필자가 연결해 준 개인병원에서 치료받았다. 물론 수급자로 현재까지 삶을 지속적으로 유지하는 사람도 있고, 중간에 수급이 끊겨 거처를 유지하지 못해 다시 거리로 나오는 이들도 있다.

필자가 이 환자들의 질병을 진료하고 진단하면서 써 왔던 근로능력 평가진단서들 중에서 요셉의원에서 발행된 진단서는 2007년 4월 18일 부터 2009년 3월 1일까지의 진단서이다. 물론 2007년 4월 18일부터 2008년 4월 18일까지는 故 선우경식 원장님의 이름으로 발행되었던 진단서이다. 원장님 임종 이후인 2008년 4월 19일부터 2009년 3월 1일까지는 필자의 이름으로 발행되었다. 요셉의원은 규칙적으로 자원봉사를 하는 각 과 전문의 70여 명이 함께 진료하는 곳으로, 환자들의 다양한 진단명은 각 과 전문의의 소견이 반영된 것이다.

다시서기의원 진단서는 2009년 3월 2일부터 2013년 5월 16일까지 필자가 혼자서 발행했던 근로능력평가진단서이다. 다시서기의원은 내과 전문의인 필자의 이름으로 개원했고, 필자 혼자 상근의사로 등록되어 있는 개인의원이었다. 4년 동안 수입이 없었던 무료의원이기도 했다. 물론 다시서기의원은 다시서기진료소와 같은 장소에서 다시서기진료소 소속 공중보건의사 두 명과 함께 진료하던 곳이었다. 또한 다시서기의원은 다시서기진료소를 통해 서울시의 시립병원^{서울의료원, 국립의료}^{원, 동부시립병원, 은평정신병원, 시립서북병원}들로 노숙인진료의뢰서와 함께 환자를 전원^轉^院시킬 수 있던 곳이었다. 다시서기의원은 자체적으로 민간의료 네트워크를 통해서 다양한 전문 과목의 진료 소견들이 공유될 수 있던 곳이었다. 그래서 다시서기의원에서는 민간의료, 공공의료의 모든 진료 소견들을 통합해 근로능력평가진단서를 발행할 수 있었다.

앞으로 제시할 자료는 이 두 곳에서 만난 환자들 955명의 근로능력평가진단서를 근거로 만든 질병 관련 통계자료이다. 이 955명의 환자들을 노숙인 전체 환자 중에서 뽑힌 표본으로 생각하고, 이 표본을 분석하여 만들어진 질병들의 빈도 순위 결과로 한국 노숙인 전체의 빈도 순위를 예측하는 데 사용했다.

이 자료에서 나타나는 노숙인의 질병 양상을 앞으로 노숙인들을 포함한 취약 계층의 진료를 하는 데 있어 질병 관리 가이드라인으로 제시하고자 한다. 경험에 의하면 대개 가난한 사람들은 노숙인이든 외국인 노동자든 난민이든 간에 결국 주거와 스트레스 문제로 인해 비슷한 정신 상태와 비슷한 생활환경을 갖게 되고, 이에 따라 질병 양상 또한 비슷해지는 경우가 많다.

–
3. 우리나라 노숙인의 질병 조사 결과는?

1) 의료보험 상태와 질병 분포

    노숙인의 의료보험 상태와 진료 시 질병 분포에 대해 알아보기 위해 다시서기의원에 내원했던 환자들의 의료보험 상태를 일정한 시기 동안 살펴보고, 그들의 질병 양상 분포도 살펴보았다. 요셉의원의 경우 전자 차트를 사용하지 않기 때문에 데이터를 뽑는 데 어려움이 있어 관련 데이터를 분석하지 못했다.

표 1. 다시서기의원 내원환자 의료보험 상태

(기간: 2009년 7월~2012년 3월 / 단위: 명)

	2009년	2010년	2011년	2012년
일반(의료보험증 말소 상태)	5,283	859	1,899	2,525
국민공단(지역의료보험 체납자, 부양가족)	39,647	2,056	13,042	24,549
의료급여(본원에서 의료급여 취득 환자)	995	116	468	411
총 합계 (내원 환자 연인원)	45,925	3,031	15,409	27,485

표 2. 다시서기의원 내원환자 진료 건수에 따른 질병

(기간 : 2009년 7월~2012년 3월)

질환 분류	진료 건수	질환 분류	진료 건수
고혈압과 심장과 뇌혈관 합병증	20,949	관절과 신경 관련 통증 질환	88
감기 관련 호흡기 질환	13,468	위장관 악성 신생물	88
급 · 만성관절염 (류마티스 포함)	8,984	급 · 만성췌장염	83
당뇨병과 관련 합병증	8,436	외이 관련 감염성 질환	74
피부 외상과 감염성 질환	7,024	담석과 담낭 관련 질환	53
만성 위장관 염증성 질환	6,106	영양 결핍과 비타민 결핍 관련 질환	52
조현병과 정동장애	3,390	정신 신경계 관련 마비 질환	46
알코올성 간경화와 간염	2,019	급 · 만성신부전	44
결핵과 결핵 관련 후유증	1,617	호흡기 관련 악성 신생물	41
폐렴 관련 호흡기 질환	1,548	피부 관련 양성 신생물	36
척추 관련 질환 (디스크, 협착증 등)	1,360	비뇨기계 악성 신생물	35
안과 관련 질환	1,341	맹장과 탈장	25
전립선과 고환 비뇨기 관련 질환	1,296	HIV 관련 감염과 후유증	24
치아 관련 질환	1,015	동상	20
알코올과 약물 관련 정신합병증	952	간담도췌 악성 신생물	16
비염 및 부비동염	724	고위험 임신 관리	16
뇌혈관 질환과 후유증	677	피부 관련 악성 신생물	16

질환 분류	진료 건수	질환 분류	진료 건수
일차성 및 기타 두통	562	혈흉과 폐 손상	16
철 결핍과 영양 결핍성 빈혈	538	폐아스페르질루스증	16
만성 대장관 기능성 질환	432	비뇨기계 양성 신생물	14
알레르기와 기타 피부 관련 질환	426	자궁 관련 질환	12
감염성 위장관 질환	413	만성신부전	7
만성폐쇄성폐질환 (폐기종, 천식)	410	바이러스 뇌수막염 관련 후유증	6
만성B형간염과 후유증	392	부인과 양성 신생물	6
정맥 및 혈전 관련 질환	392	외상성 뇌손상	6
만성C형간염과 후유증	328	이물질	6
만성중이염과 난청 관련 질환	323	갑상선의 양성 신생물	4
매독과 매독 관련 후유증	304	뇌하수체 관련 질환	4
골절 관련 질환과 후유증	287	식도 부식	4
화상	243	일사병	4
갑상선 관련 질환	239	임신과 산과 관련 질환	3
요로결석과 신장 질환	223	고요산혈증과 통풍 관련 질환	2
간질과 후유증	191	위장관 양성 신생물	2
구강 염증 관련 질환	150	혈액 질환	2
만성통증 (자살, 폭행, 사고 후유증)	107	헤르페스 질환과 관련 후유증	107
총 진료 건수		87,844	

표 3. 근로능력평가진단서 발행 환자들의 연령과 성별 분포

(단위: 명)

구분	총합	80~90대	70대	60대	50대	40대	30대
남	887	2	21	249	396	195	24
여	59	2	3	12	18	20	4
합계	946	4	24	261	414	215	28

참조: 요셉의원, 다시서기의원 포함.

2) 내분비계 만성질환

사실 모든 내과적인 만성질환 치료의 핵심은 생활양식과 습관의 변화life style modification이다. 모든 병이 그렇지만 내과 질병은 특히 부분 생활습관을 바꾸지 못하면 결국 악화와 약간의 호전을 반복하게 된다. 그러면서 여러 가지 다른 장기의 합병증을 불러오는 악순환의 고리vicious cycle를 밟아 가게 된다. 결국에는 점점 다장기합병증과 함께 고생하다 죽어 가게 되는 것이다.

표 4. 내분비계 만성질환 통계자료와 그래프[17]

(단위: 명)

당뇨병	381	내당능장애	4
신경병 합병증 동반 당뇨병	67	갑상선기능저하증	4
고콜레스테롤혈증	35	말단비대증(뇌하수체 종양)	3
영양 결핍성 당뇨	28	뇌하수체기능 저하	2
눈 합병증 동반 당뇨병	27	유방의 양성 신생물	2
신장 합병증 동반 당뇨병	6	갑상선의 기타 장애	1
갑상선기능항진증	6		

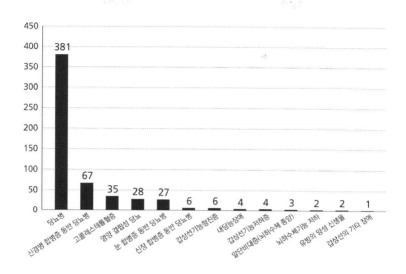

노숙인의 내분비 만성질환 중 가장 많은 것이 당뇨병이다. 사실 당뇨병처럼 조절이 안 될 경우 무서운 합병증을 줄줄이 달고 다니는 병도 없다. 당뇨병이 조절되지 않을 경우 모든 내과적 합병증이 줄지어 따라오게 된다. 당뇨병은 유전적 원인에 의해 발생할 수 있다. 또한 술로 인한 만성췌장염이 있는 경우에도 생길 수 있다. 과도한 스트레스를 받을 경우 췌장에서 인슐린과 스트레스 호르몬 분비의 균형에 변화가 생겨 발병한다고도 알려져 있다. 노숙생활을 오래하는 경우 술로 인한 반복적인 췌장염으로 췌장 세포들이 망가져 생기게 되는 경우가 가장 흔하다. 그러나 대개는 여러 가지 원인들이 복합적으로 시기별로 작용하는 것 같다.

---

17) 이 통계자료는 의료취약계층 환자들을 위한 무료진료를 담당해 오던 요셉의원과 다시서기의원에서 2007년 4월 18일부터 2013년 5월 16일까지 955명의 환자를 대상으로 발행된 근로능력평가진단서를 가지고 낸 것이다.

특히 삶의 고된 무게를 짊어진 노숙인의 유일한 낙이 값싼 술인 경우가 많다. 노숙을 시작할 때 이미 당뇨병적 소인을 갖고 시작하는 경우도 있다. 노숙이라는 극도의 스트레스 상황이 체내의 인슐린 저항성을 지속적으로 높이는 경향이 있다. 노숙인의 생활환경은 당뇨병이 쉽게 발병되도록 만드는 환경이라고 볼 수 있다. 주거 취약과 의료 접근성 취약, 가족 붕괴의 스트레스는 인간이 받을 수 있는 최고의 스트레스라고 볼 수 있다. 그런 스트레스 상황이 장기간 지속되면 체내의 호르몬 균형이 깨진다. 식사를 위해 매 끼니 때마다 음식을 주는 곳을 찾아다녀야 하고, 추우나 더우나 줄을 서야만 무료급식을 먹을 수 있다. 주거도, 의복도, 어느 것 하나 매번 발품을 팔지 않고서는 해결되지 않는 상황이다. 집이 없으므로 모든 소지품을 늘 들고 다녀야 하며 도둑맞기도 쉽다. 하루 종일 그날 아침부터 저녁까지 어디서 밥을 먹어야할지, 어디서 자야 할지 고민해야 한다.

이런 상황은 많은 질병을 빠른 시간에 악화시킬 수 있는 여러 가지 정신적·신체적 조건들을 제공하게 된다. 극도의 스트레스로 인해 다양한 호르몬의 변화가 일어나 췌장의 인슐린과 글루카곤의 형평성 변화를 가져온다. 또한 생존과 생명 유지를 위한 갑상선호르몬이나 뇌하수체에서 나오는 호르몬과 길항호르몬들의 균형도 깨지게 된다. 늘 쫓기거나 두려워하고, 항상 잠잘 곳을 찾아다니며 불안해하는 노숙 상황은 사람의 몸 안에서 분비되는 모든 호르몬 균형을 파괴해 장기적으로 이상한 패턴으로 나타나게 한다.

노숙인의 내과적 만성질환은 일반적으로 만성질환을 오래 앓은 노령 인구들에게서나 볼 수 있는 내과적 합병증이 젊은 나이에, 그것도 아주 짧은 기간에 급속도로 진행되어 나타나게 된다. 일반적으로 당뇨병과 갑상선기능항진증이 함께 진단되는 경우도 흔하다. 그래서 갑상선기능 검사도 노숙인의 질병들을 처음 진단하는 경우에 유용하지만, 검사 비용이 좀 비싸 노숙인시설 일반 검진에서 이 검사들을 기피하는 경향이 있다. 일반인들이 당뇨병에 걸렸을 때, 당뇨 진단 후 당뇨병성 합병증인 당뇨병성망막증이나 신증이 나타나게 될 때까지는 평균적으로 20년 정도 걸린다. 당뇨병성 합병증이 왔다는 것은 당뇨병성망막증이 심해져 실명 상태에 가깝게 되었다는 것을 의미한다. 당뇨병성신증이 진행되었다는 것은 곧 투석치료가 필요하게 될 수 있다는 것을 의미한다.

노숙인의 당뇨병은 진단 당시 족부궤양과 당뇨병성망막증 및 신증을 함께 동반한 상태로 발견되기 쉽다. 불규칙한 식사 시간과 장소, 불규칙한 잠자리, 늘 불안하게 쫓겨 다니다가 제때 투약과 진료를 받기 어려운 상황이 지속되어 당뇨병 관리를 불가능하게 만들기 때문이다. 그나마 지속적으로 안정된 주거가 있는 시기에는 잠시 조절이 될 수도 있다.

그러나 지속적인 주거를 갖는 시간도 길지 않은 경우가 대부분이다. 다시 노숙인 회전문현상에 따라 길거리나 다른 형태의 불안정 주거 형태^{고시원, 쪽방, 만화방, PC방 등}로 가기가 쉽다. 주거가 불안정할수록 식사도 불안정해진다. 결국 당뇨병 조절이 전혀 안 되는 상태가 되어, 5~6년 이내에 당뇨병으로 인한 모든 합병증이 거의 다 나타나게 되는 것이다. 그래서 길거리 노숙인으로 몇 년 살면 뇌졸중과 만성질환 합병증들로 중증 장애인이 되어 노숙인 요양시설에서 죽을 때까지 살아야만 하는 상황이 오는 것이다. 현재 노숙인 요양시설의 환자 대부분은 거

리 노숙인으로 오랫동안 살다가 많은 병과 사고로 중증 장애인이 되어
정착한 경우가 많다.

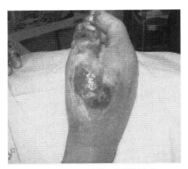

사진 1. 당뇨환자가 손을 자해한 상태

독거 노인으로 쪽방에서 혼자 생활하던 50대 당뇨
병 남자 환자의 자해 이후의 손.

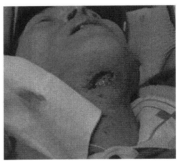

**사진 2. 거리에서 노숙하던 환자의 깊은
목 감염**

당뇨병이 있는 30대 남자로 몇 년 동안 양치를 해
본 적이 없어 충치로 인해 깊은 목 감염이 생겼다.
턱 아래로 구멍이 생기면서 고름이 나오던 환자.

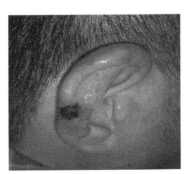

**사진 3. 거리 노숙하던 50대 당뇨환자로
귀에 동상**

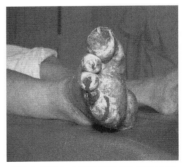

**사진 4. 거리 노숙하던 30대 당뇨환자로 발
에 동상**

3) 소화기계 만성질환

표 5. 소화기계 만성질환 통계자료와 그래프[18]

(단위: 명)

간경화 합병증 (알코올성, 바이러스성)	120	수술 후 장폐색	2
간염(알코올성, 바이러스성)	64	독성간염	1
위암	10	복막염	1
위궤양	10	직장 악성 신생물	1
급 · 만성췌장염	9	혀의 악성 신생물	1
위 · 십이지장염(역류성)	7	간흡충증	1
담석증	4	결장의 악성 신생물	1
간세포암종	4	만성치주염	1
치핵	4	위관루 부위 감염	1

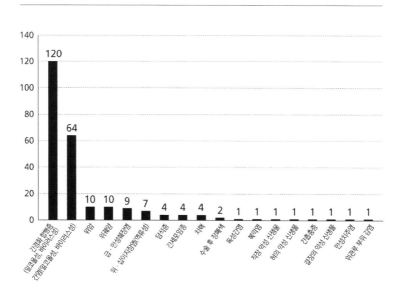

노숙인 소화기 질환의 가장 큰 원인은 불규칙한 식사 시간과 불안정한 주거, 매일 정해지지 않은 식사 환경으로 보는 것이 맞다. 게다가 정신적·감정적 불안 상태가 겹치면서 증상이 극심해지기 쉽다. 잦은 알코올과 담배, 비가 오나 눈이 오나 줄 서서 기다려야만 먹을 수 있는 무료급식 등은 소화기계에 악영향을 주기 쉽다. 무료급식을 이용하지 않는 경우 1인 가구로 쪽방이나 고시원 등 불안정한 주거에 살면서 스스로 밥과 반찬을 준비해야 한다. 매일 하루 세 번 규칙적인 시간에 규칙적인 양을 다양한 재료로 골고루 준비해서 만들어 먹는다는 것은 노숙인뿐만 아니라 일반인들에게도 힘든 일이다. 집단 급식을 통해서 얻은 여러 가지 음식들은 아무리 청결하게 해도 더운 날씨에 위생이 나쁜 상태로 실온에 보관하면 세균 덩어리로 변해 버리기 쉽다. 오랜 노숙으로 만성 알코올중독자가 되었을 경우 밥보다 술을 많이 먹게 되기 때문에 짧은 시간에 간경화가 진행된다. 이로 인해 합병증이 생겨 공공병원과 노숙인 장기요양시설을 왔다 갔다 하며 죽을 때까지 병원과 시설에서 살게 되거나 길에서 생을 마감하기 쉽다.

---

18) 이 통계자료는 의료취약계층 환자들을 위한 무료진료를 담당해 오던 요셉의원과 다시서기의원에서 2007년 4월 18일부터 2013년 5월 16일까지 955명의 환자를 대상으로 발행된 근로능력평가진단서를 가지고 낸 것이다.

4) 심혈관계 만성질환

표 6. 심혈관계 만성질환 통계자료와 그래프[19]

(단위: 명)

고혈압	545
만성허혈성심장병(협심증, 심근경색증)	42
심부전(심근병증, 폐부종 등)	24
말초혈관 질환(버거씨병, 정맥류와 혈전)	12
고혈압성 합병증(신부전, 심부전, 망막 질환)	11
심장부정맥	10
폐동맥 고혈압(폐질환 후유증)	4
심실중격 결손	2
대동맥 염증	1
심장과 혈관 내 삽입물 존재	1

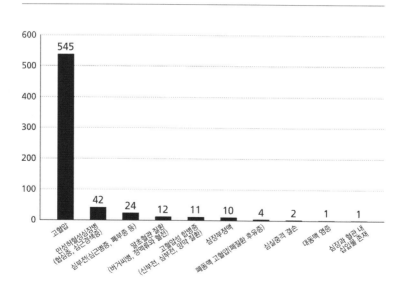

의사소통이 전혀 안 되는 곳에서 노숙인이나 불법체류자, 난민이 되어 어떤 도움도 받을 수 없는 상황에 있다고 상상해 보자. 몸과 마음은 상처투성이인 불안한 상태로 홀로 고립돼서 생활하게 되었다고 상상해 보자. 오늘밤 어디서 자야 할지, 내일은 어디서 자야 할지 고민하다가 어쩔 수 없이 길에서 자야 하는 상황이라고 가정해 보자. 자고 있을 때 누가 때리거나 물건을 훔쳐 가지는 않을까? 가족들은 다 어디에 있는지 알 수가 없다. 가족을 생각하는 것이 너무 끔찍하거나 아예 기억 자체가 없을 수도 있다. 춥고, 배고프고, 몸이 아픈 것은 참고 잊어버린 지 오래인, 씻거나 이를 닦은 지가 언제인지도 기억이 나지 않는 그런 상황이 장시간 지속된다고 생각해 보자. 몸 안에서는 몸을 지켜 내기 위해 굉장히 많은 양의 스트레스 호르몬이 지속적으로 분비될 것이다.

이러한 호르몬은 혈압, 맥박, 혈당을 상승시키는 역할을 한다. 사람의 몸은 상호 보완적인 작용을 하는 호르몬들, 즉 길항작용拮抗作用을 하는 호르몬들이 항상 함께 존재하여 어느 한쪽의 호르몬과 기능이 지나치게 상승하는 것을 막을 수 있도록 자동적으로 조절되는 기능을 가지고 있다. 그 조절이 자동적으로 되는 것이 건강한 몸이다. 말초혈액에서 호르몬 과다나 부족이 있을 경우, 이것을 감지하는 상부기관brain에서 그 호르몬의 양이 평형 유지되도록 길항호르몬을 분비해 조절해 주는 역할을 한다. 그러나 너무나 장기화된 노숙생활 동안에는 스트레스 상황이 계속되고, 호르몬 불균형이 회복될 시간을 가져 보지 못한

---

19) 이 통계자료는 의료취약계층 환자들을 위한 무료진료를 담당해 오던 요셉의원과 다시서기의원에서 2007년 4월 18일부터 2013년 5월 16일까지 955명의 환자를 대상으로 발행된 근로능력평가진단서를 가지고 낸 것이다.

상태로 불안한 상황이 지속되게 된다. 결과적으로 더욱 다양한 형태의 호르몬 불균형이 오게 된다. (특히 거리 노숙을 할수록, 겨울이 될수록) 많은 노숙인들의 혈압이 항상 올라가 있어 맥박이 빨라진 상태로 살아가게 된다. 시설이나 임시주거 쪽방에 들어가 생활하는 노숙인의 경우에는 약물에 의해 혈압, 맥박, 혈당이 좀 더 잘 조절되는 경향이 있다. 그러나 늘 알코올에 찌들어 거리생활을 하는 경우, 혈압과 혈당이 종잡을 수 없이 오르락내리락하게 된다. 거리 노숙인들과 임시주거 이용자들, 쪽방에서 사는 사람들이 오랜 시간 홀로 규칙적으로 약을 먹고, 식사와 위생을 챙기고, 정신과 육체의 건강을 지속적으로 철저하게 관리한다는 것은 실로 불가능한 일이다.

'노숙인 등' 계층의 전수조사에서 22만 명으로 추정되는 사람들이 노숙인시설, 거리, 쪽방, 여인숙, PC방, 공공 및 시립병원까지 일정 기간을 두고 회전하면서 생활하는 경우가 많다. 이 회전문현상의 어느 영역에서 노숙인들이 생활하는 시간이 길어지는가에 따라 만성병이 조절되는 양상에는 많은 차이가 있다. 거리생활을 오래 할수록 만성병은 극도로 악화되고, 응급 사건·사고로 인해 죽을 위험이 높아진다. 대개 자활근로를 통해 월 40만 원의 급여를 받는다 해도 거리 이외의 공간에서 생활을 지속하기 위해 최소 20~30만 원 정도의 주거비가 필요하게 된다. 그래서 밥은 무료급식으로 해결하고, 약은 무료진료소를 이용하며 산다. 이러한 형태의 삶에서 활기차고 규칙적으로 살면서 술을 전혀 먹지 않고 생활하는 것이 쉬운 일일까? 물론 드물게 노숙인의 삶을 살면서도 규칙적으로 자기 관리를 하여 만성병 조절이 잘 되는 사람들도 있다. 그러나 그런 형태의 삶에서는 자기 조절을 제대로 유지하는 것이 오래가지는 못한다. 대개는 호전과 악화를 반복하며 결국 만성병 조절이 더 안 되는 쪽으로 가게 된다. 결국 거리에서 생활하는 시간이 길어질수록 수많은 내과적 합병증이 아주 짧은 기간 동안 급격히 진행되고 알코올과 폭행 관련 사건·사고에 따른 질병들도 증가돼 중증 장애인으로 살거나 사망하기 쉽다.

5) 신경계 만성질환

표 7. 신경계 만성질환 통계자료와 그래프[20]

(단위: 명)

뇌혈관질환 후유증, 뇌 연화와 위축, 편마비	96
급성 뇌내출혈, 급성 뇌경색	40
신경병증(단발성, 다발성)	29
간질과 후유증	24
뇌성마비	4
유전성 신경병	4
편두통	3
뇌수막의 양성 신생물	2
신경섬유종	2
신경계 퇴행성 변화	2
회백질 척수염(polio) 후유증	2
다발성 경화증	2
알츠하이머병	1
소뇌 뇌졸중과 후유증	1
일과성 대뇌허혈	1
뇌손상 후 인격장애	1

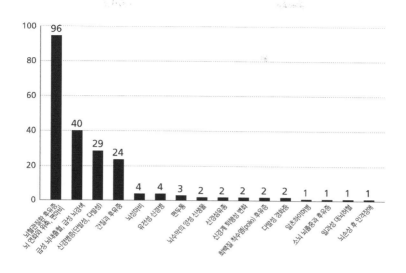

고혈압은 일반인들의 경우 조절만 잘하면 고혈압 약 한두 알과 식이요법, 운동 등으로 20년 이상 뇌경색이나 뇌출혈 없이, 합병증 없이 얼마든지 관리 가능한 병이다. 그러나 노숙인들은 향수병homesickness이라고 할 수 있는 우울증으로 인해 알코올에 자주 빠진다. 노숙이 길어질수록 정신적인 문제가 심각해지는 것이다. 특히 거리 노숙인으로 있는 시간이 길어질수록 뇌경색과 뇌출혈이 수도 없이 반복적으로 발생한다. 치료는커녕 진단도 받아 보지 못한 경우가 허다하다. 결국에는 아주 빠른 시간 내에 뇌손상과 뇌 연화가 진행되어 뇌병변 장애인이 되어 있는 경우가 많다. 물론 고혈압 한 가지 질병만으로 그렇게 되었다고만 할 수는 없다. 그보다 동반된 많은 질환들과 거리생활이나 막노

---

20) 이 통계자료는 의료취약계층 환자들을 위한 무료진료를 담당해 오던 요셉의원과 다시서기의원에서 2007년 4월 18일부터 2013년 5월 16일까지 955명의 환자를 대상으로 발행된 근로능력평가진단서를 가지고 낸 것이다.

동 현장에서의 사건·사고 등으로 더욱 가속화된 부분들이 있었다.

　　일반인들의 경우, 심근경색, 고콜레스테롤혈증, 동맥경화증은 영양 과잉과 운동 부족으로 인해 제대로 소비되지 못한 혈관 내 칼로리 축적과 호르몬 변화 등으로 생기는 병이라고 알려져 있다. 노숙인들에게도 동맥경화증과 심근경색 등은 비일비재하게 일어난다. 앞서 해외 논문들에서도 이야기했지만 노숙인들은 일반적으로 혈중 콜레스테롤은 높지 않은 편이다. 일반적인 심장병심근경색, 협심증 환자들의 혈중 콜레스테롤 수치가 높은 것과 달리, 이들의 혈중 콜레스테롤 수치는 높지 않다. 그럼에도 불구하고 심근경색과 뇌경색으로 사망하는 경우가 많다. 이유가 무엇일까? 노숙이라는 극도의 장기적인 스트레스 상황에 따른 호르몬 변화로 인해 혈압이 늘 올라가 있는 상태이고, 만성적인 당뇨병 조절을 제대로 하지 못하여 반복적인 저혈당 내지는 고혈당의 상태로 생활하는 경향이 있기 때문이다. 게다가 극도로 많은 양의 흡연을 하는 경우도 흔하다. 이에 따른 심각한 혈관 손상이 노숙인들의 심근경색과 뇌경색의 주요 원인이 된다. 때로는 과도한 알코올 섭취와 너무 추운 날씨에 길거리에서 장시간 생활하는 것 자체가 혈액 내에 많은 스트레스 호르몬의 증가를 일으키게 된다. 호르몬의 변화는 고혈압과 부정맥을 자주 일으킨다. 또한 알코올로 인해 자각능력이 떨어져 숨이 찬지, 맥박이 빨라지는지, 열이 나는지, 추운지조차 스스로 제대로 파악하기 어려운 경우가 많다. 이런 상태에서 부정맥이 자주 오거나 급작스러운 심장마비를 일으키기도 한다. 노숙인들의 동맥경화증은 진단 이후 5~10년 이내에 다장기 손상이 오는 다장기합병증이 생길 수 있을 만큼 급격히 빠르게 진행된다.

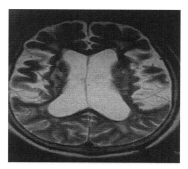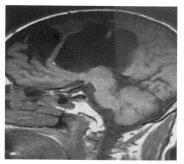

사진 5. 노숙인에게 흔한 뇌수종, 뇌손상과
다발성 뇌위축을 보이는 뇌 MRI

사진 6. 노숙인에게 흔한 뇌연화증 소견을
보이는 뇌 MRI

뇌경색과 뇌출혈 등이 반복적으로 일어난 병력을 가지고 있고 뇌수종과 뇌연화증 등의 소견을 보이는 노
숙인의 뇌 MRI.

6) 급 · 만성 감염성 질환

표 8. 급 · 만성 감염성 질환 통계자료와 그래프[21]

(단위: 명)

결핵의 후유증	177	다제내성결핵	4
폐결핵	66	나병의 후유증	3
만기매독	49	폐아스페르질루스증	2
만성B형간염	45	장티푸스	1
만성C형간염	40	에이즈	1
폐외결핵(척추, 관절, 신경)	6		

(그래프는 뒷면에 계속)

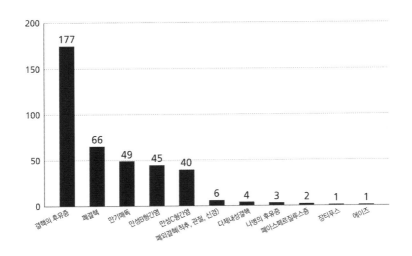

(1) 만성B형간염, 만성C형간염, 에이즈, 매독

노숙인 등의 만성 감염성 질환의 유병률은 아주 높다. 개발도상국에서 온 외국인 노동자들도 일반인들에 비해 만성 감염성 질환의 빈도가 높다. 에이즈의 경우, 한국 노숙인들보다 외국인 노숙인들에게서 그 빈도가 더 높다. 매독의 경우는 한국 노숙인들이 외국 노숙인들보다 더 높은 빈도를 보였다. 그러나 만성B형간염과 만성C형간염의 경우, 한국 노숙인이나 외국 노숙인 모두 비슷하게 높은 유병률을 보였다.

이 네 가지 질병은 모두 혈액과 체액을 통해서 옮겨지는 병이다. 특히, 만성B형간염의 경우 가장 흔한 감염 경로는 분만이다. 요즘은 B형간염 보균자인 어머니가 아이를 낳으면 대개 백신과 글로불린 등으

---

21) 이 통계자료는 의료취약계층 환자들을 위한 무료진료를 담당해 오던 요셉의원과 다시서기의원에서 2007년 4월 18일부터 2013년 5월 16일까지 955명의 환자를 대상으로 발행된 근로능력평가진단서를 가지고 낸 것이다.

로 아이에게 수직 감염되는 것을 예방하는 처치를 받는다. 그러나 과거의 우리나라 산모들이나 최근의 가난한 산모들, 그리고 외국의 가난한 산모들은 병원에서 분만하지 않는 경우가 많았고, 병원에서 분만한다 해도 병원 의료기구의 소독 상태와 일회용 사용 여부에 따라 혈액으로 감염되는 빈도가 높았다.

요즘은 어느 나라에서건 현대적인 시설을 갖춘 병원이라면 B형간염 산모가 아이를 낳자마자 글로불린이나 예방접종^{vaccination} 등의 조치를 통해 아이에게 수직 감염되는 것은 막을 수 있어, 몇십 년 후에는 이 병 자체가 없어질 것이라 생각했었다. 그러나 약물주사제 남용자들이 계속 늘어난다면 주사기를 함께 사용하는 사람들로 인해 옮겨지는 경로는 증가될 것이므로, 혈액을 통해 전염되는 병들이 없어질 것이라고 장담할 수는 없는 상황이다.

노숙인들에게는 매혈 과거력이 많다. 매혈은 1960년대에 생계를 위해 피를 팔던 것을 말한다. 오늘날의 헌혈과 비슷한 과정으로 피를 뽑는다고 생각하면 된다. 그 당시에는 주사기가 유리로 되어 있었다. 노숙인들의 이야기에 의하면, 과거 매혈로 생활비를 벌던 시절에는 모든 병원에서 일회용 주사기를 사용하지 않았다고 한다. 유리 주사기 한 개를 소독해서 모든 사람들에게 같이 사용했다고 한다.

대학병원급에서 모든 주사기를 일회용 플라스틱 주사기로 바꾸게 된 것은 (확실한 자료는 아니지만) 필자의 기억으로는 1990년대 중반쯤인 것 같다. 이 기억이 맞다면 굉장히 낙후된 지역에 사는 사람들일수록 최근까지 일회용 주사기를 쓰지 않았을 가능성이 높다. 또한 약물중독이 있는 사람들끼리 같은 주삿바늘을 소독하지 않고 함께 사용하는 일이 자주 있을 수 있다.

이렇게 혈액을 통해서 옮겨지는 균주들은 소독을 통해 제거할 수 있는 적절한 약품들을 사용하여 소독해야 한다. 이 균주들은 정해진 소독 시간^{대개 1시간 정도} 동안 소독액에 기구들을 넣어 두고 소독하지 않으면 웬만해서 잘 없어지지 않는 것들이다. 그리고 가난한 사람들일수록 많이 찢어져 다량의 피를 쏟는 상황이 아니면, 웬만해서는 상처에 적당히 침을 바르거나 지혈해 소독하지 않고 두는 경우가 흔하다.

가난한 사람들은 '성적으로 더 난잡하지 않을까'하는 의혹을 받기도 쉬운 것 같다. 그러나 성적으로 난잡한 쾌락을 즐기는 데도 돈이 많이 필요하기 때문에 가난한 사람들이 성적인 관계를 통해 이러한 병들을 옮기는 경우는 많지 않았다. (이러한 질병들은 매춘이나 동성애와 연관성이 높을 수는 있다.) 그러나 실제로 (노숙인들의 성생활에 관한 확실한 자료가 있는 것은 아니지만) 노숙인들은 성생활을 해 보지 못하는 경우도 많이 있을뿐더러 밥을 찾아 먹기도 힘든 사람들이 성생활만을 위해 돈을 쓴다는 것은 현실적으로 어려운 일이다. 물론 여성 노숙인의 경우는 좀 다를 수 있다. 필자의 통계에 나오는 환자들은 90% 이상이 남성이다. 그리고 과거의 직업이나 경험보다는 현재 노숙인으로서 생활하고 있는 사람들을 대상으로 했다. 현재의 노숙생활 그 자체에 집중해서 이야기하는 것이다.

앞에서 언급한 질병들의 전파 경로는 혈관이 자주 노출되고, 잘 닦지 않고, 상처에 침을 바르거나, 바늘을 제대로 소독하지 않고 함께 사용하는 모든 경우라고 할 수 있다. 모든 종류의 체액과 혈액이 옮겨 다닐 수 있는 기구, 특히 부항기구 등을 사용하면 혈액이 부항기구에 묻게 된다. 이때 알코올 솜으로 닦기만 하고 부항기구들을 제대로 소독

처리하는 과정 없이 여러 사람들이 함께 사용할 경우, 혈관과 체액을 통해 옮겨지는 여러 만성 감염성 질환들은 계속 전파되고 증가될 수 있다. 가난한 사람들의 경우 스스로 아픈 곳을 해결하기 위해 혼자 부항을 뜨고 침을 놓는 경우가 많이 있다. 가난한 사람들에게서 이런 전염성 질병들에 대한 유병률이 높게 나타나는 이유다.

(2) 결핵

결핵은 결핵균의 감염에 의해 발병하는 대표적인 감염병으로 가난병, 빈곤병이라고 볼 수 있다. 그만큼 개인의 건강과 영양 상태, 사회경제적 상태가 발병에 큰 영향을 끼친다. 그러나 결핵균에 감염되었다고 모두 발병하는 것도 아니다. 감염되었다 해도 충분한 영양과 휴식으로 평생 결핵이 발병하지 않을 수도 있다. 감염자의 10% 정도만 발병한다. 하지만 살다가 영양 및 건강 상태가 나빠지면 예전에 들어왔던 결핵균이 발병하여 결핵환자가 될 수도 있다.

미국 CDC^{Centers for Disease Control and Prevention}에서 노숙인을 대상으로 결핵 유병률을 조사한 결과 1997년에 6.5%로 나타났다.[22] 이는 미국에서 결핵이 거의 퇴치된 상태임을 감안하면 매우 높은 수치라고 볼 수 있다. 우리나라에서도 노숙인의 결핵 실태를 파악하기 위해 질병관리본부의 학술연구 용역사업으로 2009년에 노숙인 폐결핵 유병률 및 결핵 감염률 조사를 실시하였다. 그 결과에 따르면, 노숙인 폐결핵 유병률이 일반인의 0.23%에 비해 25배 높은 5.8%로 나타났다.[23] 우리나라 인구

---

22) 질병관리본부, 〈주간 건강과 질병〉, 제6권 제2호, 질병관리본부, 2013.
23) 보건복지부, 〈제7차 전국결핵실태조사 결과보고〉, 보건복지부, 1955.

의 3분의 1이 잠복 결핵 감염자로 추정되고 있다. 잠복 결핵 감염이란 결핵균이 체내에 존재하나 증상이 없고 방사선학적으로도 질병의 증거가 없는 상태를 의미하는 것이다. 노숙인의 잠복 결핵 감염률은 75.8%로 매우 높게 나타났다.[24] 이는 일반인의 두 배 이상 되는 수치다. 물론 최근까지 결핵 발병 및 전파 차단을 위해 노숙인을 대상으로 무료 정기 결핵검진을 실시하고 국·공립병원에서 입원치료를 받도록 하는 등 결핵 관리를 위한 노력을 기울여 오고 있기는 하다.

사실 결핵과 가난은 떼려야 뗄 수 없는 연관성을 가지고 있다. 1950년 추운 겨울날 6·25전쟁 중 1·4후퇴 때, 모든 피난민들이 부산에 모여 좁은 곳에서 집단생활을 하고 있었다. 그때 전쟁과 피난 중 먹을 것이 없었고, 모두가 정신적인 공황상태에 있었던 상황에서 많은 사람들이 결핵으로 죽었다. 전쟁 피난민들의 정신적·육체적인 상태가 현재 노숙인들의 상태와 크게 다르지 않은 상황이라고 볼 수 있다. 결국 결핵은 결핵균 때문만이 아니라 영양 불균형과 정신적·육체적인 모든 상황이 최악이 되는 경우에 발병하는 병이라 볼 수 있다. 결국 노숙생활과 함께 시작되고 이 생활이 끝나야 종결될 수 있는 병이라고도 볼 수 있는 것이 결핵이다.

현재 노숙인 등의 결핵 문제에 대한 국가적인 관심으로 많은 예산이 투입되고 있다. 공공기관들의 노숙인 무료 결핵검진 등으로 많은 환자들을 진단하여 입원치료를 시키는 빈도도 높아지고 있다. 그러나 결핵의 완치는 최소 6개월 이상 장기간 결핵약의 투약, 영양 상태의

---

24) 질병관리본부, 〈주간 건강과 질병〉, 제6권 제2호, 질병관리본부, 2013.

유지와 함께 다른 동반 질환들의 관리가 제대로 이루어져야 효과를 볼 수 있는 질병이다.

　시립 서북병원의 경우 특별히 노숙인들을 최대한 장기간 입원시켜 주는 질병이 결핵이다. 그러나 이들 중에는 장기 입원 기간 동안 상습적 알코올 문제와 병원 내 직원들과의 갈등, 혹은 환자들끼리의 갈등으로 인해 강제 퇴원을 당하는 노숙인 환자들이 많다. 시립병원이나 노숙인 관련 시설에서는 많은 환자들의 통솔과 관리를 위해 어쩔 수 없이 그러한 선택을 할 수밖에 없는 상황이다. 그래서 이런 노숙인들은 병원에 입원해 있는 경우에만 결핵약을 투약받게 된다. 병원 밖을 나서는 순간 투약이 종료되기 때문에, 약물치료를 2~3개월 정도만 하고 끝내는 경우가 많다. 이런 경우 다시 결핵이 재발할 확률이 아주 높아지게 된다.

　이렇게 병원에 입원해 있는 동안에만 약을 먹고, 다시 거리로 나와 약을 먹지 않아 재발하는 것이 노숙인 결핵 관리의 현실이다. 결핵이 진단되는 순간부터 일용직이나 아르바이트 등 어떤 종류의 일자리도 가질 수 없게 된다. 노숙인 결핵 전문 요양시설을 제외하고 거의 모든 노숙인시설에서도 입소가 거부되는 상황이다. 설사 시설에 입소되어도 장기적인 공동체 생활이 어려워서 그 지경에 이르게 된 사람들이라, 어딜 가도 적응은 쉽지 않다. 게다가 이들은 대부분 영양 상태가 아주 나쁘고, 내과 질환과 정신과 질환이 동반된 경우도 많다. 따라서 결핵이 재발할 가능성이 높다. 게다가 해결되지 않는 심각한 알코올 및 정신과적 문제를 함께 가지고 있어 장기적인 돌봄이 꼭 필요한데도 가장 돌봐지지 않는 사람들이기도 하다. 입원해서 약물을 투약하는 기간 내내 대개 반복적인 알코올 문제와 흡연 문제를 동반하게 된다. 이는 결국 이들이 병원에서 다시 길거리로 나오기 쉽다는 것을 의미한다. 그러므로 국민건강을 위해서라도 이들의 결핵 문제는 정신과적 알코올 문제와 내과적 만성질환을 다 함께 해결할 수 있는 방향의 대책이 필요한 것이다.

결핵약 직접복약관리[DOT]는 노숙인 결핵환자들이 병원, 시설, 거리뿐만 아니라 쪽방 등의 개인 주거 공간 등 어디에 있든 간에, 완치 판정을 받을 때까지 DOT 관리 요원이 매일 결핵약 먹는 것을 눈으로 직접 확인하는 복약관리를 의미한다. 외국의 논문을 통해서도 효과가 입증된 만큼 우리나라에서도 노숙인 결핵에 있어서는 완치 판정 때까지 결핵약 복약과 영양 상태, 건강 상태의 관리·감독이 지속적으로 필요하다고 생각된다. 이는 DOT 관리 요원이 얼마나 잘 훈련을 받아 노숙인 결핵환자와 관계를 얼마나 잘 맺느냐가 관건으로, DOT 관리 요원의 능력에 따라 그 결과는 천차만별일 수 있다. DOT 관리 요원 개인의 경험, 전문성, 노숙인 환자들과 얼마나 지속적인 관계를 맺을 수 있는가의 능력은 짧은 시간 안에 판단하기 쉽지 않다. 그러나 이런 종류의 사업은 지속적으로 발전시켜야 할 필요가 있다. 이런 종류의 사업을 잠시나마 질병관리본부에서 국가 예산으로 하겠다고 결정했던 부분은 긍정적으로 평가하고 싶다.

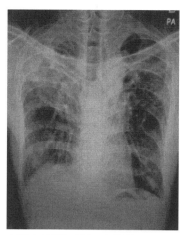

사진 7. 결핵을 가진 노숙인 환자의 폐 엑스레이

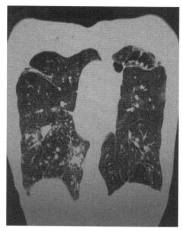

사진 8. 결핵을 가진 노숙인 환자의 HRCT

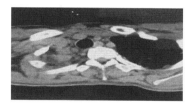

사진 9. 결핵을 가진 노숙인 환자의 가슴 CT

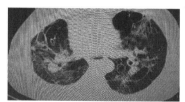

사진 10. 수차례 재발했던 결핵을 가진 노숙인 환자의 가슴 CT

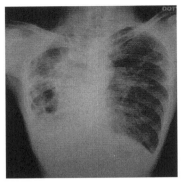

사진 11. 결핵으로 한쪽 폐가 망가진 환자
의 폐 엑스레이

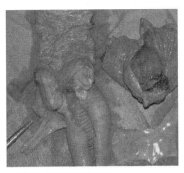

사진 12. 장결핵 대장 소견
장결핵을 가진 중국인 노동자가 장폐색으로 인
한 응급 개복수술 후 절제된 대장.

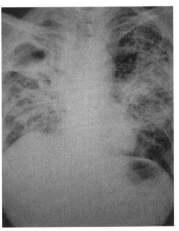

사진 13. 결핵을 진단받고 투약을 반복적
으로 중단하여 현재까지 결핵약을 2~3년
동안 투약하고 있는 노숙인 환자의 폐 엑
스레이

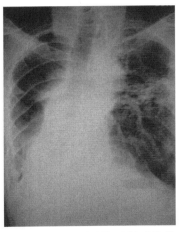

사진 14. 결핵을 수차례 앓고 난 노숙인 환
자의 폐 엑스레이

7) 호흡기계 만성질환

표 9. 호흡기계 만성질환 통계자료와 그래프[25]

(단위: 명)

만성폐색성폐질환	15	세균성폐렴	1
폐기종	14	후두의 악성 신생물	1
기관지확장증	10	흉부기형종	1
천식	8	흉선종	1
폐의 악성 신생물	3	종격동종양	1
만성부비동염	2		

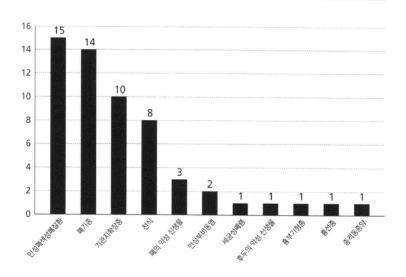

---

25) 이 통계자료는 의료취약계층 환자들을 위한 무료진료를 담당해 오던 요셉의원과 다시서기의원에서 2007
년 4월 18일부터 2013년 5월 16일까지 955명의 환자를 대상으로 발행된 근로능력평가진단서를 가지고 낸
것이다.

노숙인들의 만성 호흡기 질환은 결핵을 앓았던 경험, 담배를 많이 오래 피웠던 경험, 과거 탄광처럼 먼지 많이 나는 작업장에서 일했던 경험들로 인한 것이 기본적으로 중요하다. 과거 병력상 어렸을 때 홍역이나 수두, 백일해 등의 열병을 극심하게 앓았던 병력도 기관지확장증의 원인으로서 중요하다. 노숙인의 질병 양상 중 장기^{기관}별 가장 높은 빈도를 나타내는 질병을 잘 살펴보면, 노숙인들의 생활 양상을 그대로 반영하고 있다는 것을 알 수 있다. 대개 노숙인들은 한 가지 질병만 가지고 있지 않다. 몸속의 장기 하나가 망가지기까지 여러 가지 다양한 질환들을 삶의 여정 속에서 함께 가지고 왔던 경우가 많다. 그래서 평생 산소마스크를 달고 다녀야 할 정도로 폐가 망가지게 되면, 노숙인 요양시설에 정착하며 죽을 때까지 지내는 경우가 대부분이다.

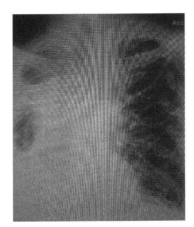

사진 15. 기관지확장증과 결핵 후유증을 가진 노숙인 환자의 가슴 PA

평생 산소 투여가 필요한 노숙인 환자의 가슴 PA.

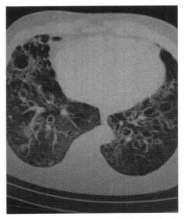

사진 16. 기관지확장증과 결핵 후유증을 가진 노숙인 환자의 HRCT

폐기능 손상이 심해 평생 산소 투여가 필요한 노숙인 환자.

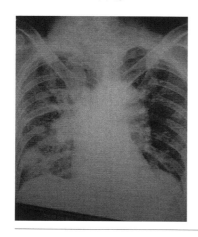

사진 17. 장기적인 뇌손상과 간질 등으로 반복적인 흡인성 폐렴을 앓던 노숙인 환자의 엑스레이

8) 혈관계 및 비뇨기계 만성질환

표 10. 혈관계 만성질환 통계자료와 그래프[26]

(단위: 명)

영양결핍성빈혈	21	거대적모구성빈혈 (비타민 B12 부족)	5
철결핍성빈혈	11	자반 및 출혈성 병태	2
엽산결핍성빈혈	7		

(그래프는 뒷면에 계속)

---

26) 이 통계자료는 의료취약계층 환자들을 위한 무료진료를 담당해 오던 요셉의원과 다시서기의원에서 2007년 4월 18일부터 2013년 5월 16일까지 955명의 환자를 대상으로 발행된 근로능력평가진단서를 가지고 낸 것이다.

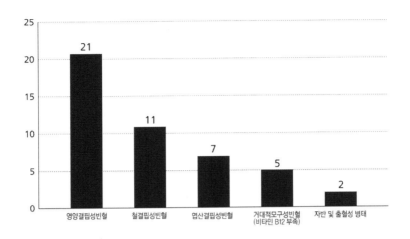

　노숙인의 만성 혈액 질환 중 가장 흔한 것이 영양결핍성빈혈이다. 그리고 위출혈, 식도정맥류 출혈 등으로 인한 만성실혈※咖로 인해 철결핍성빈혈이 흔하다. 식사를 제대로 하지 못해서 만성적인 빈혈이 있던 이들이 장기간 입원을 하거나 시설에 장기간 적응한 경우, 만성적 빈혈은 규칙적 식사와 규칙적 투약으로 정상화될 수 있다. 그러나 다시 노숙 상황에 빠지고 알코올에 빠지면 불규칙한 식사와 과한 알코올 섭취로 인해 엽산결핍성빈혈과 거대적모구성빈혈이 생기게 된다. 알코올로 인해 엽산과 비타민 B12 부족이 생기는 것으로 심각한 알코올 중독자들에게 가장 흔한 빈혈 양상이다.

　위의 빈혈의 원인이 될 만한 생활 양상들 여러 가지를 함께 갖고 있는 노숙인들에게는 시설생활, 거리생활, 쪽방생활 등의 시기별 삶의 양상에 따라 다양한 질병들이 나타나게 된다.

표 11. 비뇨기계 만성질환 통계자료와 그래프[27]

(단위: 명)

전립선비대	13	요로결석	2
급성신장염	5	방광의 신경근육 장애	2
만성신부전	4	전립선의 악성 신생물	2
신장결석	4	다낭성 신장질환	1
요도협착	2	신장 악성종양	1

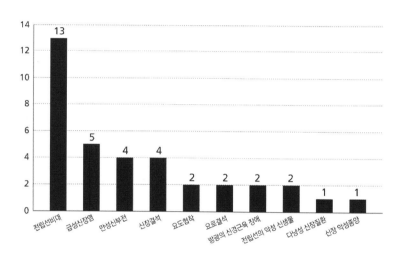

이 진단서 데이터에 포함된 환자 955명 중 889명(93%)이 남자다. 따라서 노숙인 남성의 가장 흔한 비뇨기계 질환은 전립선비대라고 할 수 있다. 또한 과도한 스트레스와 피로, 많은 양의 투약과 출혈, 수

---

27) 이 통계자료는 의료취약계층 환자들을 위한 무료진료를 담당해 오던 요셉의원과 다시서기의원에서 2007년 4월 18일부터 2013년 5월 16일까지 955명의 환자를 대상으로 발행된 근로능력평가진단서를 가지고 낸 것이다.

분 부족에 따른 급성신장염으로 인한 급성신부전도 꽤 흔한 질병이었다. 만성적인 고혈압, 당뇨병 등 관리 부족으로 인한 만성신부전 또한 흔한 질환이었다. 다음으로는 요로결석을 포함한 신장결석 등이 자주 발생했다.

당뇨병은 일반인들의 경우 관리만 잘하면 20년 정도까지 신장 합병증 없이 지내기도 한다. 얼마나 관리를 잘하느냐에 따라 다장기합병증이 오기까지 걸리는 시간은 천차만별이다. 그런데 필자가 만난 대부분의 노숙인들은 당뇨병을 진단함과 동시에 이미 다장기 손상이 온 경우가 많았다. 대개 진단 후 5년 이내에 다장기합병증이 여러 형태로 진행되었다. 모든 만성병은 그 발생 원인이 먹는 것 및 생활상과 긴밀한 관련이 있다. 합병증 관리와 조절 역시 마찬가지로 일상생활과 아주 긴밀한 관계가 있다. 자기 관리와 규칙적인 식사, 영양 및 위생의 관리가 되지 않고 살고자 하는 마음 없이 스스로를 학대하면 할수록 몸의 만성병들은 무섭게 변해 수많은 합병증들로 환자들을 더욱 고통 속에 빠뜨리게 된다. 그러한 변화들이 아주 짧은 시간 동안 몸에 현저하게 나타나는 경우가 바로 노숙인들이다.

---

28) 이 통계자료는 의료취약계층 환자들을 위한 무료진료를 담당해 오던 요셉의원과 다시서기의원에서 2007년 4월 18일부터 2013년 5월 16일까지 955명의 환자를 대상으로 발행된 근로능력평가진단서를 가지고 낸 것이다.

9) 근골격계 만성질환과 자가면역성 질환

표 12. 근골격계 만성질환과 통계자료와 그래프[28]

(단위: 명)

질환	수	질환	수
척추디스크	188	골수염	9
고관절장애(인공관절)	37	통풍	3
척추협착	36	척추측만증	3
다발성관절염과 관절장애	30	슬관절혈종, 양성종양술 후	2
골절부정유합(가관절)	22	척추결핵	2
요추염좌	22	병적골절동반 골다공증	1
척추분리증	16	척추골 연골증	1
윤활막 및 힘줄 장애, 근육근막 통증	14	진행성 근이영양증	1

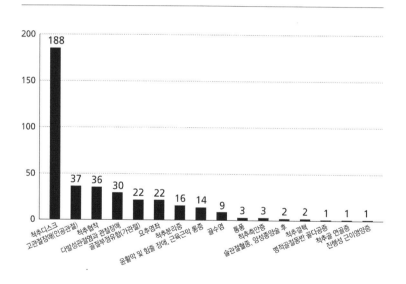

노숙인의 근골격계 질환은 상당히 다양하고 만성적이라고 볼 수 있다. 대다수의 노숙인들은 막노동 등의 육체노동으로 하루 벌어 하루 먹고 산다. 만성적인 육체노동으로 인한 다양한 사건·사고와 근골격계 만성질환은 필연적이라고 볼 수밖에 없다. 길거리 노숙을 하면서 휠체어를 타고 생활하는 경우도 종종 있다. 노숙인들은 수차례 다치고 여러 번 수술한 경험을 가진 경우가 많다. 성하지 않은 팔다리로 거리생활을 하는 경우도 많다.

　　이런 상태에서 알코올 관련 사건과 싸움 등이 자주 있게 되고, 이로 인해 기존에 다쳐서 수술했던 곳에 골절과 상처가 반복적으로 생기기 쉽다. 수술을 많이 받은 다리는 혈관의 소통이 나빠서인지 동상도 잘 걸리고 잘 썩게 된다. 게다가 수술 이후 제대로 관리하기가 불가능한 불결한 환경에서 지속적으로 생활하기 쉽다. 또한 수술 후 상처가 낫지 않은 상태에서 병원 밖으로 뛰쳐나오는 경우도 많고, 본인 스스로 드레싱 하기도 어렵다. 생활이 이렇다 보니 매일 소독만 잘해도 좋아질 수 있는 상처도 더욱 나빠지고 썩게 되어 절단하는 경우까지 생기게 된다. 대부분의 환자들이 입원하면 상처가 급격히 좋아진다. 이는 그동안 너무 씻지 않고 영양 상태도 나쁘게 지내다가 영양과 위생, 정신적인 안정이 한꺼번에 주어져 갑자기 좋아지는 것이다. 물론 거리로 나가 다시 방치되면서 원래대로 나빠지고, 그러다가 절단수술을 해야 하는 상황은 아주 흔하다. 그래서 노숙인들은 결국 장애인이 되는 경우가 많다.

　　노숙인의 족부 질환은 크게 네 가지로 구분해 볼 수 있다. 첫째, 당뇨병성 신경병과 내과적 만성질환들로 인한 족부궤양, 둘째, 과도한 흡연으로 인한 버거씨병berger에 따른 족부궤양, 셋째, 겨울에 흔히 발생하는 동상, 넷째, 화상이다. 대개 네 가지 병이 함께 합병되어 오는 경우가 흔하다고 볼 수 있다. 위의 네 가지 요인과 함께 다양한 사건·사고로 인해 정형외과적인 수술과 치료를 장기적이고 반복적으로 받아 온 경우, 다리 쪽으로 가는 혈관과 신경의 순환이 제대로 되지 않는 경우가 많다. 이런 경우 주로 겨울에 동상과 함께 발이 잘 썩고 상처가 잘 낫지 않는다. 노숙인들은 한겨울 추위를 이기기 위해 술에 찌들어 있는 경우가 흔하다. 그리고 드레싱을 자주 갈지 않는다. 언제 드레싱을 했는지 기억조차 못하고 더러운 붕대만 칭칭 감겨 있는 경우도 흔하게 볼 수 있다. 이런 경우 살이 잘 썩을 뿐만 아니라 심하게 많은 구더기의 출현도 심심찮게 볼 수 있게 된다. 노숙인의 과도한 스트레스와 정신적인 공황 상태 및 영양 불균형, 그리고 나쁜 위생 상태는 족부 질환을 빠르게 악화시켜 절단해야 하는 상황을 자주 발생시킨다. 실제 많은 노숙인들의 발은 이미 절단된 경우가 많다. 비싼 의수족 보조기를 어찌어찌 갖게 되어도 그것마저 도둑맞는 경우가 많다. 그런 보조기도 지속적인 주거가 있는 경우에나 사용한다. 길거리 노숙을 하게 되는 동안은 없이 살다가 다시 병원생활을 하는 동안 새로 보조기를 받아 사용하기를 반복하는 경우도 많다.

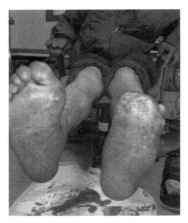

사진 18. 당뇨병을 가진 노숙인의 족부

지속적인 족부궤양으로 발을 점차적으로 절단해
나가고 있는 50대 의료보호 1종 환자.

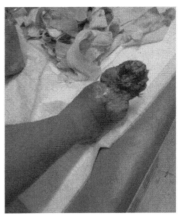

사진 19. 거리 노숙인의 족부 버거씨병

지속적으로 절단을 거부하고 여러 달 동안 소독약
만 칠해 달라고 하는 거리 노숙인.

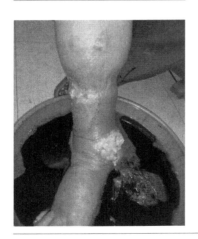

사진 20. 노숙인의 족부궤양

겨울 내내 거리 노숙을 하면서 앉아서 잠을 청한
지 여러 달 되던 노숙인의 다리. 옷 자국이 그대
로 있을 정도로 부어 있는 다리와 과거에 발목 수
술을 하여 뼈 속에 기구가 들어 있는 위치에서 지
속적인 진물이 나서 휴지로 붙여 놓은 지 몇 주
지났다고 함.

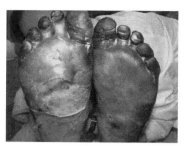

사진 21. 외국인 노동자(러시아)의 양쪽 발
바닥 동상

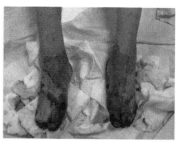

사진 22. 외국인 노동자(러시아)의 양쪽
발 동상

2002년경 러시아인 불법체류자가 한겨울에 술을 마시고 길거리에 잠든 후 생긴 동상으로 다일천사병원에
서 양쪽 무릎 아래 절단 수술(below knee amputation)을 시행했던 환자의 발.

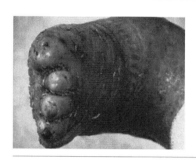

사진 23. 거리 노숙인의 발과 구더기

과거 교통사고로 여러 차례 발목 수술을 받은 환
자. 2003년경 추운 겨울 길거리에서 노숙하면서
진물이 나오는 상처를 장기적으로 붕대로 감싸 놓
기만 했다가 드레싱을 풀었을 때 수십 마리의 구
더기가 출현했던 거리 노숙인의 발.

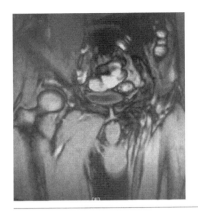

사진 24. 좌측 고관절 대퇴골두가 사라진 골반 MRI

과거 나무에서 떨어져 부러진 채로 치료를 받지 못하고 몇 년 동안 누워 있다가 왼쪽 다리가 20cm 이상 짧아진 상태로 겨우 걸어 다니던 50대 남자 노숙인의 골반 MRI.

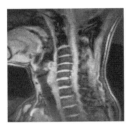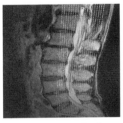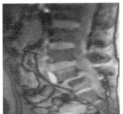

사진 25. 다발성 경추 디스크 경추 MRI   사진 26. 다발성 요추 디스크 요추 MRI   사진 27. 척추 전방 전위증 요추 MRI

노숙인의 장기적인 막노동, 과거력상 사건·사고, 찬 바닥에서 자는 노숙생활로 인해 다발성으로 나타나는 척추디스크 질환의 MRI.

표 13. 자가면역성 질환 통계자료와 그래프[29)]

(단위: 명)

류마티스관절염과 혈관병	7	백반증	1
강직성 척추염	3	크론씨병	1
피부염	1	자가면역성 포도막염	1
알레르기	1		

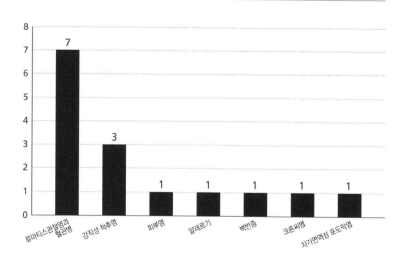

노숙인으로 살아가는 사람들은 자활근로나 희망근로 같은 공공
일자리를 제외하고는 대개의 경우 일용직 막노동과 이삿짐센터 등에
서 몸으로 일하는 경우가 많다. 자활근로는 월 40만 원 정도, 공공 일
자리는 월 80만 원 정도를 받을 수 있으나 지속적이지 않다. 1년 중

29) 이 통계자료는 의료취약계층 환자들을 위한 무료진료를 담당해 오던 요셉의원과 다시서기의원에서 2007
년 4월 18일부터 2013년 5월 16일까지 955명의 환자를 대상으로 발행된 근로능력평가진단서를 가지고 낸
것이다.

에 10개월 자활근로를 하면 한두 달은 쉬어야 할 뿐만 아니라, 그 다음 해에도 지속적으로 자활 일자리를 받을 수 있는지도 명확하지 않다. 관공서 입장에서는 많은 수의 노숙인이 일자리에 참여했다는 것을 보여 주고 싶어서인지 한 사람이 다음 해까지 연속적으로 자활근로를 할 수 없다는 원칙을 가지고 있는 경우도 있었다. 한 해는 일하고 살고, 그 다음 한 해는 다시 길거리 무료급식과 무료잠자리를 이용하면서 살라는 것인가? 아니면 정말 노숙인이 10개월 동안 정부가 제공하는 자활근로를 하면 새 직장에서 일할 용기가 솟구칠 거라고 기대하는 것인가?

일용직은 힘들어서 웬만한 체력이 아니면 일주일에 2~3일 이상 지속하는 것이 힘들다. 일반적으로 노숙인들은 일주일에 한 번 일용직 일을 하고, 나머지 날에는 끙끙 앓는 경우가 대부분이다.

과거와 달리 요즘은 혈압이 높은 경우 아예 일용직 일을 주지 않는 회사들이 늘어나고 있다. 근로자가 일을 하던 중 뇌졸중 등의 병으로 쓰러지면, 회사 측에 산재 처리 등 복잡하고 힘든 일들이 발생하기 때문이다. 그래서 다행히 노숙인들은 다른 어떤 약보다 혈압약을 최선을 다해 챙겨 먹으면서 일용직에 임하게 되는 경우가 많다. 일용직은 젊을 때 한시적으로 하는 것은 가능할지 모르겠다. 그러나 누구라도 일용직을 최소 몇십 년 동안 한다면 척추디스크 질환이나 근골격계의 관절염, 크고 작은 외상 사고 등은 피할 수 없을 것이다.

또한 노숙 상황은 내분비계의 이상뿐만 아니라 과도한 불안과 스트레스로 인해 면역체계 이상이 빈번히 생기게 만든다. 그래서 노숙인 환자들의 혈액검사 양상은 딱히 이렇다 할 질병의 진단 이전에도 염증 소견을 나타내는 혈액검사 표지자marker, ESR 등가 높아져 있다. 어딘가에 만성 염증이 있다는 것이다. 근골격계의 다양한 질병들과 지속적인 통증들은 만성 염증을 시사한다. 게다가 자가면역적 성향, 즉 면역체계의 변화로 인한 류마티스 양상의 변화가 생겨나게 된다. 즉, 자신의 몸에 대한 자가 항체를 만들어서 밖에서 들어온 세균이나 바이러스 없이도 염증 반응을 지속적이고 만성적으로 만들어 내는 체질로 변하여 자기 자신을 공격하는 자가면역적 성향이 많이 생기는 것이다.

노숙인들의 골격계는 많은 외상과 무리한 사용으로 인해 관절들이 빨리 닳아 없어지는 만성적 퇴행성 근골격계 질환이 함께 공존하는 경우가 많다. 과도한 스트레스와 잦은 환경의 변화로 인해 아주 심각해졌다가 조금 덜해지는 과정을 밟는 자가면역성 근골격계 질환도 함께 공존하고 있다고 보는 것이 맞을 것이다. 또한 심한 알코올중독 상태인 거리 노숙인들은 다양한 폭력 상황으로 인한 외상 사고가 끊이질 않는다. 이에 따라 다친 부위를 재활 치료로 회복하기도 전에 다시 반복적으로 다치면서, 결국에 장애인이 되어 걷지 못하고 마지막까지 침상에서만 생활하게 되는 경우가 많이 있다. 더불어 술에 만취해 의식을 잃은 채로 6시간 이상 자세 변화 없이 한쪽 팔이 눌린 채로 길바닥에서 쓰러져 자는 경우 요골신경 마비가 심심찮게 오게 된다. 디스크 등 모든 종류의 근골격계와 신경계 질환이 추운 날 거리 노숙을 하면서 완전한 마비로 진행되는 경우가 종종 있다. 밤에 기온이 갑자기 내려가는 상황에서 거리 노숙을 하면 동사하는 경우가 생기는데, 알코올과 추운 날씨로 인한 심근경색이나 심부정맥이 생겨서 심장마비로 죽게 될 수 있다. 또한 기존의 디스크 등의 질병으로 인한 하지 마비가 심해져 움직이거나 일어나지 못해 동사하는 경우도 있었다.

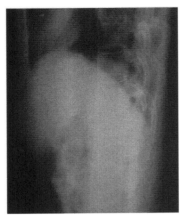
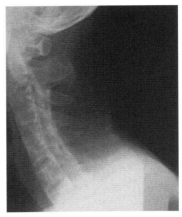

사진 28. 노숙인의 강직성 척추염 일반 흉요
추 엑스레이(허리 부위)

사진 29. 노숙인의 강직성 척추염 일반 경추
엑스레이(목 부위)

40대 초반의 남성 노숙인. 강직성 척추염이 아주 극심해서 허리와 목의 정상적인 척추의 C—Curve가 다
손상되고, 일자로 굳어져 고개와 허리가 뻣뻣하게 굳어 버린 환자의 척추 엑스레이다.

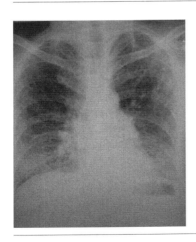

사진 30. 결핵의 후유증과 간질성 폐질환
(자가면역 폐 섬유화증)을 가진 노숙인의
폐 엑스레이

결핵을 앓고 난 후유증과 탄광에서 일한 과거력
(폐석면증), 간경화와 함께 폐 섬유화가 지속적
으로 진행된 경우로 산소 없이는 몇 미터도 걸을
수 없는 환자의 흉부 엑스레이. 폐의 상태가 이
정도이면 평생 노숙인 요양시설에서 죽을 때까
지 산소를 투여하면서 살아갈 수밖에 없다. 간경
화, 폐 섬유화, 결핵의 후유증, 당뇨병 등으로 현
재 노숙인 요양시설에서 산소발생 기계를 달고
생활하는 환자의 엑스레이 사진이다.

---

30) 이 통계자료는 의료취약계층 환자들을 위한 무료진료를 담당해 오던 요셉의원과 다시서기의원에서 2007
년 4월 18일부터 2013년 5월 16일까지 955명의 환자를 대상으로 발행된 근로능력평가진단서를 가지고 낸
것이다.

10) 정신과적 만성질환과 중독의 문제

표 14. 정신과적 만성질환 통계자료와 그래프[30]

(단위: 명)

알코올중독	168	신체화장애	2
우울증	106	기질적, 증상적 정신장애	2
조현병과 후유증	34	불안장애	2
재발성 우울병(정동장애 포함)	27	혈관성 치매	2
수면장애	14	비기질적 정신장애	1
치매	6	강박장애	1
외상 후 스트레스장애	4	충동장애	1
인격장애	3		

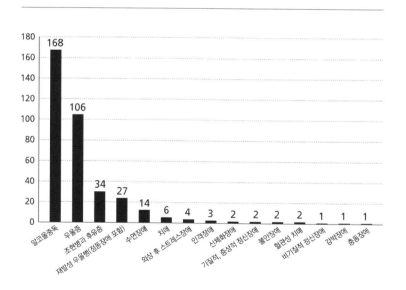

알코올중독이나 약물중독 등 다양한 정신과적 질환이 우선되어 결국 노숙인이 되는 것인지, 아니면 노숙 환경 자체가 사람이 온전한 정신으로 살 수 없게 만들기 때문에 알코올이나 약물중독 등의 정신과적 질환이 오게 되는 것인지, 무엇이 먼저인지 확실하게 밝혀내기는 어려울 것 같다. 그러나 정신과적 질환 및 다양한 형태의 중독과 노숙이 함께 공존한다고 느껴질 만큼 연관성이 높다는 것은 분명하다.

노숙인들 사이에서는 알코올로 인해 많은 폭행 사고들이 일어난다. 이때 늑골골절이 가장 흔하게 일어난다. 심한 경우 머리를 많이 다치면서 외상성 뇌출혈이 일어나고, 흉부를 심하게 다치면 기흉 등도 꽤 자주 일어나게 된다. 거리 노숙인들은 항상 취중에 있고 자신들끼리의 폭행에도 많이 노출되게 된다.

그뿐만 아니라 각종 사기범죄자들이 대포 통장, 대포 차, 대포 사업자등록증 등을 만들기 위해, 주로 만취한 노숙인들에게 접근해 술과 밥을 사주면서 주민등록증과 인감을 요구한다. 이런 경우 노숙인은 술과 음식 대접을 받기도 하고, 어떤 경우는 한 달 정도 숙식할 곳을 얻기도 한다. 그런 후 명의를 도용당하여 본인이 사용하지도 않았고 사용할 수도 없는 휴대폰, 자동차, 주택뿐만 아니라 일식집, 전자골프장 등의 사업자등록증까지 갖게 된다. 그러다 보니 이런 경우 노숙인들을 나라에서 보호해 줄 생활보호대상자로 만드는 데도 여러 가지 장애가 발생하게 된다. 노숙인들의 이런 빚은 대부분 사채업자 등을 통한 빚이므로 시간이 지날수록 눈덩이처럼 불어난다. 그리하여 결코 빠져나올 수 없는 대포 빚더미에 빠져 노숙생활을 벗어나는 것이 거의 불가능하게 된다.

표 15. 다양한 외상성 질환 통계자료와 그래프[31]

(단위: 명)

늑골, 흉골, 흉추골절	11	발목을 제외한 발의 골절	2
외상성 뇌손상과 후유증	8	경골골절	2
외상성 기흉, 혈흉	6	쇄골골절	2
대퇴골골절과 후유증	6	두개골과 안면골골절	2
비골골절	3	복부 아래의 열린 상처	1

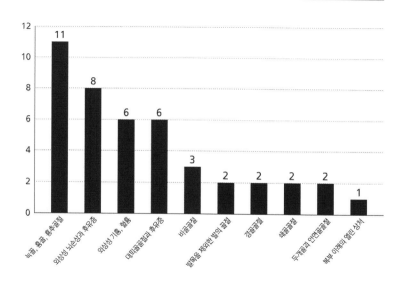

31) 이 통계자료는 의료취약계층 환자들을 위한 무료진료를 담당해 오던 요셉의원과 다시서기의원에서 2007
년 4월 18일부터 2013년 5월 16일까지 955명의 환자를 대상으로 발행된 근로능력평가진단서를 가지고 낸
것이다.

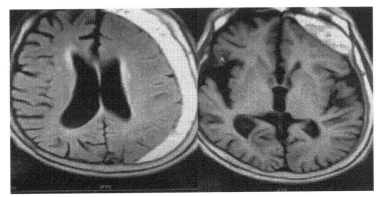

사진 31. 사진 32. 외상성 뇌출혈(경막하 출혈)이 있는 노숙인 환자의 뇌 MRI

시립병원과 자선 무료병원에서 1년간 입원해 있던 노숙인 환자의 두부 MRI 소견. 외상성 뇌출혈 이후 폐렴과 우울증 등 다양한 합병증으로 장기간 입원한 환자의 MRI 사진.

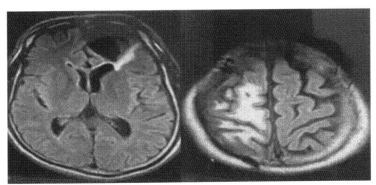

사진 33. 사진 34. 외상성 뇌손상 후유증을 가진 거리 노숙인의 뇌 MRI

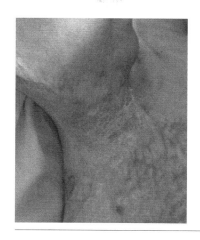

사진 35. 전신 3도 화상을 입은 30대 노숙인
혼자 살면서 식사를 준비하다가 가스 폭발 사고로
전신 3도 화상을 입고 병원생활을 1년 이상하면서
노숙인이 된 30대 남자의 몸.

　노숙인들의 가장 흔한 직업은 막노동을 포함한 일용직이라고 봐야
할 것이다. 공장 같은 곳에서의 생산직은 이제 외국인 노동자들의 직
업으로 봐야 할 것 같다. 노숙인들의 막노동은 한두 해 지속되는 것이
아니라 일반적으로 노숙생활 전 기간에 걸쳐 지속된다. 이들은 몸이 되
는 한 막노동을 해야 한다고 생각한다. 그래도 한 번에 7~8만 원 이상
받을 수 있는 마지막 직업이라고 생각하는 것이다. 노숙인들은 자신들
이 열심히 일하면 한 달에 100만 원 이상의 월급을 받을 수 있다고 생
각한다. 그러나 대부분의 경우 결코 장기적으로 일을 하지 못하고 실
제로 할 수도 없는 일이다.

　몸을 사용해 일하는 직업인 건설 현장 일용직과 이삿짐센터 등의
일들은 결국 근골격계 만성질환들을 악화시킨다. 또한 일용직 종사자
들은 힘들게 일한 후 술로 몸과 마음을 달래게 된다. 가족이 있으면 그
나마 가족을 위해 그 돈을 모으고자 하겠지만, 대부분이 1인 가족이라

돈을 모으려는 목표나 삶의 낙이 없기에 그날 번 돈을 술과 식사로 다 날리는 경우가 허다하다.

12) 이비인후과, 안과, 사건·사고, 산부인과 등 기타 질환

표 16. 이비인후과 질환 통계자료와 그래프[32]

(단위: 명)

난청	40	청신경장애	3
귀인두관 폐쇄	28	신경계의 퇴행성 변화	1
코폴립	6	유착성 중이 질환	1

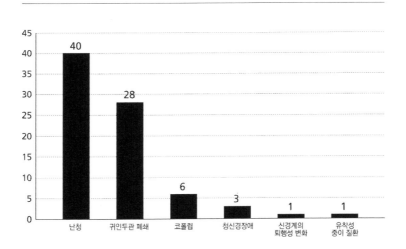

32) 이 통계자료는 의료취약계층 환자들을 위한 무료진료를 담당해 오던 요셉의원과 다시서기의원에서 2007
년 4월 18일부터 2013년 5월 16일까지 955명의 환자를 대상으로 발행된 근로능력평가진단서를 가지고 낸
것이다.

노숙인들의 이비인후과 질환 중 제일 많이 나타나는 것이 난청이다. 노숙인들은 치료받지 못한 지 오래된 만성중이염을 가지고 있는 경우가 아주 많다. 이런 경우 대부분 제대로 치료하지 않기 때문에 결국에는 난청이 오게 된다. 제때 치료하지 않고 방치해 둔 만성중이염으로 인한 난청이 가장 흔한 이비인후과 질병이다. 또한 이비인후과적 검사 소견상 아무 이상이 없는데도 잘 듣지 못하는 경우도 꽤 흔하다. 이는 오랜 시간 지속되어 온 정신과적 문제와 사회적 고립 때문이다.

여러 가지 이유로 의사소통이 힘든 노숙인들에게 엎친 데 덮친 격으로 난청까지 찾아오는 것이다. 물론 잦은 싸움으로 인해 귀를 세게 얻어맞고 나서 난청이 되는 경우도 있고, 다양한 항생제와 결핵약 등의 장기적인 사용으로 인한 경우도 종종 있다. 어려서부터 난청인 경우 말도 잘 못하게 된다. 이런 장애를 갖고도 적시에 특수교육이나 재활 치료를 경험해 본 적이 없어서, 교정이 가능했었는지 판단하기 어려운 난청과 난독증 등 언어장애는 흔하게 발견된다. 그래서 노숙인들과의 의사소통은 더욱 어려워진다.

노숙인들의 안과 질환 중 가장 흔한 것이 실명이다. 안구 자체가 아예 없이 파여 있는 상태로 의안을 착용하지 않고 돌아다니는 사람들도 꽤 있지만, 겉으로 보기에는 멀쩡한 경우도 많다. 즉 겉으로 보기에는 멀쩡해 보이지만 자세히 들여다보면 실명인 경우가 많다. 간혹 노숙인 중에 의안을 착용한 경우도 있다. 그러나 대개 위생 상태가 나빠 의안 관리가 잘 되지 않아 안구에 많은 염증이 생겨 의안을 아예 빼버리거나 잃어버린 경우가 많이 있다. 실명 상태가 아니어도 방치된 백내장, 녹내장, 망막장애 등으로 눈이 거의 보이지 않는 경우도 흔했다. 안과 질환 같은 경우는 자원봉사 선생님들이 협력 안과 병원들의 도움을 받아 정밀하게 진단하고, 백내장 등의 가능한 수술을 시행할 수 있었다.

표 17. 안과 질환 통계자료와 그래프[33]

(단위: 명)

실명 상태	64	각막이식 상태	2
녹내장	19	각막염	1
백내장	15	수정체장애	1
망막장애	15	망막박리	1
유리체장애	4	뇌신경 마비로 인한 사시	1
맥락막장애	2	망막혈관폐쇄	1
굴절장애	2		

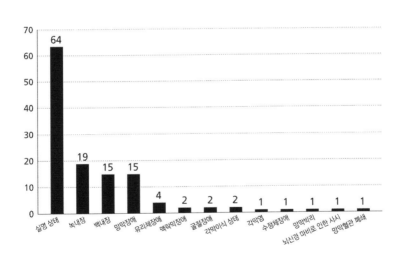

33) 이 통계자료는 의료취약계층 환자들을 위한 무료진료를 담당해 오던 요셉의원과 다시서기의원에서 2007년 4월 18일부터 2013년 5월 16일까지 955명의 환자를 대상으로 발행된 근로능력평가진단서를 가지고 낸 것이다.

거리 노숙인과 시설 노숙인, 그리고 쪽방 주민 등 진료소를 이용하는 이용자의 90% 이상이 남성들이다. 노숙인 여성의 경우 거리에서는 잘 보이지 않는데, 이들이 대개 숨어서 생활하기 때문이다. 거리에 노출되어 있는 경우는 남성들의 품속에서 사는 꽃꽂이^{쪽방을 돌아다니면서 여러 남성}

<small>노숙인들의 품속에서 살아가는 여성 노숙인을 지칭하는 은어</small>인 경우가 대부분이다. 남성 노숙인의 품속에서 살아가든 여성 혼자서 돌아다니면서 살아가든 간에 여성 노숙인의 경우는 더욱 심한 정신적인 문제와 '만성적인 성적 대상화'로서의 문제, 그리고 임신과 출산의 문제를 안고 있다. 육체적 · 정신적인 안전이 보장되기 더 어렵기 때문에 많은 노숙인 남성들 틈에서 살아가는 경우가 대부분이다. 질병 통계 데이터가 거의 남성을 중심으로 한 것이고, 통계 데이터 내의 여성의 수가 절대적으로 적어 노숙인 여성의 질병 양상에 대한 이야기를 하기는 어렵다. 특히, 일일 이용시설이나 자활시설의 노숙인 중 거의 99%가 남성일 정도로 여성을 찾아볼 수가 없을 정도이다. 거리나 쪽방에서 남성 노숙인들 틈에 사는 여성 노숙인들은 남성보다 훨씬 처참한 삶을 살고 있다. 그래서인지 통계를 보면 거리, 쪽방, 노숙인 자활시설과 쉼터 등에 돌아다니면서 살아가는 노숙인 여성의 수보다는 중증 장애인으로서 노숙인 장기요양시설에서 죽을 때까지 있는 여성의 수가 훨씬 더 많다. 그 이유는 아마도 여성 노숙인의 경우 몸이 더 심하게 망가져 다양한 중증 장애를 동반한 경우가 많기 때문일 것이다. 또한 여성들이 남성들보다 단체생활을 잘 받아들이는 경향이 있는 것도 그 이유가 될 것이다. 노숙인 장기요양시설에서는 남성들보다 적응이 빠른 여성들이 죽을 때까지 살게 되는 경우가 더 많은 것 같다. 어떤 면에서는 아무래도 중증 장애가 있고 노숙인시설에 버려진 여성들의 비율이 혼자 돌아다닐 수 있고 숨어 있

는 노숙인 여성들보다 측정하기 쉽기 때문이라는 생각도 든다. 여성들은 중증 장애를 갖기 전까지는 여기저기 숨어서 홀로 생활하는 경우가 더 많아, 외견상 정신과적 질환이 심해지기 전까지는 노숙인 전수조사에서도 빠지기 쉽다. 물론 최근 들어 쪽방이나 거리에서 진료소를 이용하는 노숙인 여성의 수가 점차 증가되는 양상이긴 하다.

노숙인 여성만을 위한 일일 이용시설이나 자활시설은 현재는 거의 손에 꼽을 정도로 적다. 그러나 여성단체나 성폭력 피해 여성을 돕는 단체가 운영하는 쉼터shelter 등은 그래도 좀 있는 편이다. 이곳을 이용하는 여성들에 대한 통계가 어쩌면 노숙인 여성의 통계와 겹쳐질 가능성이 있어 이 부분에 대한 분석은 좀 더 연구와 관찰이 요구되는 상황이다. 노숙인 여성의 질병 양상은 추후 별도로 새로운 데이터를 확보한 후에 연구하는 것이 필요할 것 같다.

표 18. 사건·사고, 산부인과 등 기타 질환 통계자료와 그래프[34]

(단위: 명)

소화기관의 부식	12	정상임신	2
자궁의 악성 신생물	3	임신성빈혈	2
고위험임신	3	칼로리씨병	1
하악돌출증	2	바톨린 선혈성 낭종	1

---

34) 이 통계자료는 의료취약계층 환자들을 위한 무료진료를 담당해 오던 요셉의원과 다시서기의원에서 2007년 4월 18일부터 2013년 5월 16일까지 955명의 환자를 대상으로 발행된 근로능력평가진단서를 가지고 낸 것이다.

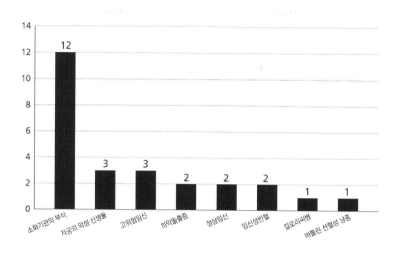

위 데이터는 산부인과 등의 기타 질환과 사건·사고 관련 질병들을 모아 놓은 것이다. 이 기타 데이터에서 가장 많은 질병으로 예상되는 소화기관의 부식은 자살하려고 양잿물을 마셨던 경험, 여러 가지 자살 시도로 인한 후유증이 가장 많을 것으로 추정된다. 말하자면 기타 질환은 자살 시도로 인한 후유증이 주된 질환이라는 것을 의미하는 자료이다. 또한 여성들의 자료가 현격히 부족한 상태여서 산부인과 질환에 대한 데이터는 의미가 없다고 봐도 무방하다. 노숙인 여성들에 대한 연구는 좀 더 다른 각도로, 다른 양상으로 연구되어야 할 것으로 생각된다.

4. 삶을 이해해야 질병을 이해할 수 있다

노숙인의 극단적인 건강 불균형은 각 신체 기관별 진단명의 1순위를 보면 알 수 있다. 앞에서 제시된 연구 결과를 보면 안과, 이비인후과 질환 중에서 난청과 실명이 1순위이고, 내과 만성질환에서는 간경화, 당뇨병 등이 1순위이다. 의학적 개입이 어려운 난치병이나 희귀병이 많은 것이 아니다. 생활 관리와 한두 가지 약만으로 조절할 수 있는 질병들이 기본적인 위생과 영양 상태를 유지하지 못해 순식간에 악화되는 것이다. 이들의 삶이 작은 병도 중한 병으로 키워 낼 수 있다는 것을 보여 주는 데이터이다. 그리고 현재 중한 질환들을 관리하지 못한 채 노숙이라는 환경에 놓여서 더 나빠질 수밖에 없다는 것을 반영하는 자료이다. 그리고 아주 오랫동안 건강관리를 받지 못해 왔다는 것도 보여 주고 있다. 대개의 노숙인들은 노숙 기간이 길어질수록 앞에서 언급된 진단명들을 한꺼번에 갖기가 쉽다. 그래서 결국에는 모든 질병과 중증 장애를 가진 채 길에서 죽거나 노숙인 요양시설에서 죽을 때까지 살 수밖에 없는 것이다.

외국의 홈리스 질병 관련 논문과 국내 노숙인 질병 자료를 비교해 볼 때 나타나는 질병 양상은 비슷하다고 볼 수 있다. 사망률 관련 원인을 살펴보면, 만성적·정신과적 질환과 내과적 질환이 노숙인의 사망률을 높인다는 것은 비슷한 결과라고 생각된다. 피를 통해 전염되는 만성 감염성 질환을 살펴보면, 우리나라에서는 에이즈보다는 매독이 흔한 편이고, 만성B형간염이나 만성C형간염은 우리나라나 외국의 경우나 비슷한 빈도로 나타나고 있으며, 일반인들보다는 노숙인의 경우에 좀 더 많다고 볼 수 있다.

외국인 노동자들도 삶의 양상이 다양하다. 열심히 돈을 버는 노동자들도 있고, 일을 못 한 지 오래되어 불법체류 기간이 길어지고, 가족과 단절되면서 알코올중독에 빠지는 경우도 많다. 일을 못 하고 가족과 단절된 상태로 지낸 지 오래된 노동자들일수록 비슷한 질병 양상을 보인다. 결국 가난한 삶과 연관된 질병의 양상은 생활 방식과 연결되기에 실상 환자를 이해하기 위해서는 그들의 삶을 이해해야 정확한 진단과 치료에 이르지 않을까 생각한다. 의학의 이러한 요소들은 비단 가난한 사람들에게만 국한된 것이 아니라 모든 환자들에게 해당되는 것이라는 생각이 든다.

제3장

노숙인의
삶에 관한
이해

1. 외국인들은 노숙인을 어떻게 생각하고 있을까?

　서구 자본주의 국가들은 도시화와 산업화에 의한 가족해체와 이에 따른 노숙인 증가에 대한 사회적 경험이 개발도상국보다 먼저 시작되었다고 볼 수 있다. 따라서 이를 위한 정부 대책들도 오랜 시간을 통해 변화와 성숙의 과정을 밟아 왔다. 민주주의, 자본주의와 산업화, 혁명과 전쟁 등의 다양한 사회 변화 속에서 개인의 잘못이든 아니든 간에 배려받지 못한 그룹은 항상 존재해 왔다. 이러한 노숙인들을 먼저 경험한 서구사회에서는 복지국가로서의 고민들을 담은 정책들을 만들어 냈다.

　반면 최근까지 식민지로 지내 오던 나라들은 탈식민지화가 진행되면서 독립국가를 형성하였다. 자본주의적인 개발도 아주 빠른 속도로 진행되고 있다. 그래서 더 많은 사회문제들과 혼란이 공존하고 있다. 이런 나라들도 최근 들어 지속적인 노숙인들의 증가 양상을 보이고 있다.

　정치학자 새뮤얼 헌팅턴Samuel Huntington은 1968년에 출간된《정치발전론Political Order and Changing Societies》에서 근대화 과정을 설명하면서 다음과 같이 주장하였다. "농업은 상업이나 산업 혹은 기타 비농업 활동과 비교할 때 그 중요성이 감소하고 있으며, 상업형 농업이 생계형 농업을 대체하고 있다."[35] 이러한 변화상은 전 세계적으로 분명히 나타나 왔고 지금도 진행 중이라고 볼 수 있다. 이는 각 나라별로 독립적인 경제 상황에서 자발적인 변화를 통해 스스로 국내에서 상업형 농업이 생계형 농업을 대체한 것이 아니다. 주로 외부에서 가해진 충격^{식민 지배, 대외 원조, 불평등} ^{한 시장 관계 등} 때문에 전 세계 모든 지역의 수많은 소농들이 생존의 위협을 받게 되면서 전 지구적으로 일어난 사회 변화라고 볼 수 있다. 기업이 이끄는 고투입형 영농시스템과 소농들의 저투입형 영농시스템의 생산성 비율을 보면, 1940년에는 10 대 1이었던 것이 21세기에는 2,000 대 1이 되었다고 한다. 이러한 변화들은 전 세계가 시장사회로 바뀌어 가면서 일어나는 변화라고 볼 수 있다.

'시장사회'는 근대 자본주의가 대부분의 사회적 관계를 상품화하려는 시도가 낳은 산물이다. 가능한 한 모든 값어치 있는 것들을 화폐의 교환으로 표현하려는 것을 특징으로 한다. 생계 수단을 잃은 농민들이 점차 임금노동을 하도록 강요당하면서, 인간의 노동 능력조차 임금 계약을 통해 상품처럼 다뤄지게 되었다. 칼 폴라니^{Karl P. Polanyi}는 이 관점을 토지와 화폐로까지 확장하여, 19세기 시장사회의 등장으로 토지와 화폐조차 일정한 가격으로 사고파는 것이 가능해졌다고 지적했다.[36] 그렇다면 그 이전의 사회에서 '토지나 인간의 노동 능력은 상품과 같이 사고파는 것이 아니었다.'라고 느끼는 가치관이 존재했다고 볼 수 있다. 인간의 노동 능력과 토지를 사고팔기 시작했다는 것 자체가 인간성 상실에 근원적인 요인을 많이 제공했다는 것을 알 수 있다.

근대 자유주의와 자본주의는 인간이 자기 이익을 획득하려는 자연

---

35) 필립 맥마이클 지음, 조효제 옮김, 《거대한 역설》, 교양인, 2013, 41쪽.
36) 같은 책, 50쪽.

스러운 경향이 있다고 믿는 신념과 산업화와 기계 문명에 의한 대량생산과 소비에 대한 지극한 기대와 환상을 기반으로 하면서 발전해 왔다. 자본주의의 심화를 불러온 '개발'이라는 것은 인간에게 기회와 번영을 확대해 주는 것처럼 보인다. 하지만 자세히 살펴보면, 그것은 또다른 심각한 불평등을 야기하기도 한다. 실질적으로 불평등하게 이루어지는 경우가 많다. 예를 들면 서구사회의 개발은 자신들의 식민지국가들의 자원, 전통, 인간성을 황폐화시키면서 진행되었다. 결국 식민지 국가들은 서구사회의 개발을 위해 서구에게 자원과 노동력을 빼앗기고, 상품의 시장으로 전락하면서 환경오염과 같은 많은 사회문제들을 갖게 되었다. 그뿐만 아니라 정신적·육체적 노예로 만들어져 그에 적응되는 전인적인 상처들까지 갖게 되었다.

엄밀하게 말하면 서구 자본주의의 발달과 개발은 개발도상국들의 식민지화가 있었기에 가능했다. 개발의 과정은 서구사회가 식민지 국가의 국민들을 정신적으로 노예화시키면서 가능했다. 따라서 부랑인 문제는 자본주의 모순과 병폐가 심화돼서 아주 깊고 오래된 문제의 일부분만 드러난 빙산의 일각과 같은 양상이라고 볼 수 있다. 자본주의가 무조건 나쁘다고 말하려는 것이 아니다. 다만, 인간의 절제할 수 없는 욕심과 만난 자본주의가 인간성을 말살하고 황폐화시키는 쪽으로 발달하게 되고, 그 결과로 피해를 입은 쪽은 역시 배려받지 못한 인간이라는 말을 하려는 것이다. 자본주의 발달 과정을 살펴보면, 필요한 노동력의 확보는 농민을 토지로부터 추방하고 무일푼의 노동자들로 만듦으로써 이뤄져 왔다. 이런 과정에서 불합리하게 배려받지 못한 자들이 부랑인 그룹을 형성하게 된 것이다.

이런 맥락에서 영국에서의 본격적인 '부랑인 법'은 1349년 〈노동자법령the Statute of Labourers〉으로 시작되었다고 보고 있다. 1348년 흑사병은 노동력을 급감시키고, 노동임금을 현저히 상승시켰다. 이에 따라 영주는 상승한 임금을 지불하기 위해 농노에게 더 무거운 부담을 지우게 되고, 농노는 더 나은 생활 조건을 좇아 도망가게 되었다. 이러한 배경에서 1349년 〈노동자법령〉은 영주에게 자기의 농노와 소작인에 대한 우선권을 보장하여, 영주 상호 간 농노 쟁탈전을 제한하게 만들었다. 또한 농노의 이탈을 방지하기 위하여 걸식과 유랑을 금지시키고 걸인에게 자선을 하는 것도 처벌하였다. 15세기의 폭력적 토지 수탈인 인클로저 운동에 의해 추방된 사람들은 도시 빈민을 형성하고 대규모 부랑자가 되었다.

첫 '부랑인 법'인 헨리 8세 시대의 1530년 법률에 의하면, 노동력이 있는 자가 구걸하거나 부랑인 행세를 하면, 초범인 경우 태형과 감금형에 처했고, 2범인 경우 태형에 처하고 귀를 절반 잘랐으며, 3범인 경우 중죄인 또는 공동체의 적으로 규정하여 사형시켰다. 이후 부랑인 법은 처벌 규정을 더 강화하여 가슴이나 이마에 낙인찍기, 부랑인 신고자의 종신 노예화, 부랑인 자녀의 도제화·노예화, 2범으로 18세 이상이며 2년간 이들을 사용할 사람이 없는 경우 사형, 3범인 경우는 반역죄로 사형시킬 수 있었다. 이는 일하지 않는 자를 반역죄로 몰아 사형시킬 수 있는 타당성을 제공해 주었다.

프랑스에서도 17세기 중엽 파리에 '부랑자 왕국'이 만들어지자, 루이 16세는 칙령1777년 7월 13일으로 16세부터 60세에 이르는 건강한 사람이 생활 수단과 일정한 직업이 없을 경우 갤리선을 저어야 하는 형벌을 내렸다.

미국의 부랑인 법도 영국의 부랑인 법을 이어 갔다. 당대 부랑죄에 대한 법률적 특징을 살펴보면, 부랑인 자체가 범죄자로 낙인찍혔다는 것을 알 수 있다. 이는 특정 인간그룹에 속하면 범죄의 위험성이 있다는 '신분 범죄'로서의 낙인적 특성이 강하다. 걸인으로서의 신분 자체가 범죄자로 여겨지는 사회적 인식은 여러 나라에서 다양한 배경을 가지고 있다. 일정 부분 정도의 차이는 있으나 비슷한 근원을 가지고 있다고 봐야 한다.

경제 이론에서는 인간은 누구나 소비 선호를 가지고 자신의 이득을 획득하려는 경향이 있고, 이를 통해 실현되는 시장 원칙이 사회를 발전시켰다고 보고 있다. 그러나 경쟁적인 시장형 행동만을 인간의 초역사적 특성으로 당연시해 버리면 협동이나 재분배, 혹은 상호 협력과 같은 인간의 다른 특성이나 가치가 무시되는 결과를 초래하게 된다. 폴라니와 다른 여러 고전적 사회 이론가들에 따르면, 경제적 개인 중심주의는 인간 본연의 특성이 아니라 인류사회의 전체 역사에서 대단히 새로운 현상이며, 19세기 유럽의 개발 경험에서 비롯된 특징에 불과하다고 한다.[37] 어쩌면 경제적 개인 중심주의와 맞물려 전 세계적인 개발로 인한 인간성 상실은 필수불가결한 동전의 양면과도 같은 속성일지 모른다는 생각도 든다.

인간은 자기 이득 획득 경향을 가지고 있고, 협동이나 재분배, 상호 협력의 속성도 갖고 있다고 봐야 한다. 그러나 사회를 구성하는 각 개인이 자기 이득 획득만을 선택할지, 협동이나 재분배도 선택할지에 따

---

37) 같은 책, 36쪽.

라 인간성과 공동체 상실은 우리 사회 속에서 점차적으로 증가될 수도 감소될 수도 있다. 자본주의적 가치만이 최고인 세상에서 이런저런 이유로 실패하고 적응하지 못한 그룹은 언제나 이방인으로 여겨지기 쉽다. 이 그룹들이 다시 사회 속으로 재통합되지 못하게 하는 사회 인식과 제도 속에서는 어쩔 수 없이 다양한 이름의 소외 계층이 증가할 수밖에 없다. 이들에 대한 인권침해 역시 마찬가지다.

–

2. 우리나라 사람들은 노숙인을 어떻게 바라보고 있을까?

과거 우리나라가 세계 어느 나라보다 특별히 가난한 사람에 대한 인권을 존중했던 사회라고 생각되지는 않는다. 어떤 나라의 역사를 보아도 사회적 능력^{정치적, 경제적 등}이 다소 떨어지고 장애가 있는 경우, 사회에서 차별하고 격리하려는 경향은 항상 있어 왔다. 그래서 질병이나 장애를 이유로 대규모 강제 격리를 시행하던 역사적 사실은 전쟁 포로들이나 노예들을 대상으로 강제 통제와 수용이 필요할 경우에 좀 더 잔인한 방식으로 나타났다. 일제 강점기 때 우리나라에서 정부 권력으로 대규모 강제 격리를 위해 나병이라는 질병을 이용하였던 증례는 소록도 관련 문헌에서 볼 수 있다.[38] 비단 우리나라뿐만 아니라 서구에서도 식민지 국가를 운영하는 나라들의 통제 방식 자체가 비슷한 종류의

---

38) 국립소록도병원, 《사진으로 보는 소록도 80년 1916-1996》, 국립소록도병원, 1996, 14-15쪽.

잔혹한 행위였던 것 같다. 인간이 인간으로서의 존엄성을 상실하고 노예가 되는 방식은 주위의 인간들과의 상호 관계, 법적인 제도 규정 등과 사회적 인식으로 인해 만들어지고 고착화되는 방식으로 가능해지는 것이다. 이로 인해서 인간 자신이 스스로를 노예화하도록 암암리에 강요당하고 점차 그렇게 만들어지게 된다.

일제 강점기에 경험했듯이 일제는 창씨개명과 교육, 의복 등 문화의 여러 가지 영역에서 통제와 개입을 통해 우리나라 국민의 정체성과 자율성을 말살시킴으로써, 자기 스스로의 결정권을 잃어버리게 하여 인간을 정신적인 노예로 만드는 만행을 저질렀다. 일제가 이를 실천할 근거를 마련하기 위해 식민지인 우리나라 사회에 심은 정신적인 사상을 '인종주의'라고 볼 수 있겠다. 이는 특히 소록도의 나병환자들에게 좀 더 잔인하게 실천되었다고 볼 수 있다. '인종주의'는 비단 다른 국가들끼리만, 다른 민족들끼리만 이뤄지는 정신적·물질적·기회적 격리와 차별이 아니다. 같은 나라 안에서도 같은 민족들끼리도 혹은 가족처럼 작은 공동체 안에서도 격리와 통제해야 할 대상이 존재할 경우 등장할 수 있다. 정상과 비정상의 구분, 옳고 그름의 구분, 서로 다름에 대한 문제를 넘어 죄악시되는 상황에서 '인종주의'는 그런 사람들이 차별과 격리를 당하도록 사회적 인식을 형성한다. 격리와 차별에 정당성을 부여하기 위해 법을 만들어 전 사회가 격리와 차별을 자행하는 데 이용되도록 했다.

우리나라에서 '인종주의'에 바탕을 둔 사회적 인식은 일제강점기 때 소록도의 나병환자들을 죄인처럼 격리할 때 만들어졌다. 식민지 국민인 이들은 다른 사람에게 옮길 수 있는 질병을 가졌다는 이유로 인간보다 못한 존재로 낙인찍히고 죄인이 되었다. 부연 설명을 하자면, 최근 에볼라^{ebola} 바이러스나 에이즈로 인해 아프리카 지역에서 행해지고 있는 과도한 격리와 통제가 질병 자체나 질병을 가진 사람들을 죄인으로 낙인찍을 수 있는 도구가 될 수 있는 것과 비슷한 이치다. 나치가 유태인을 학살할 때 단지 유태인이라는 이유만으로 학살해야 한다는 정당성을 부여했던 것처럼, 외국의 여러 나라들에서도 다양한 근거를 들어 포로수용소에 갇힌 사람들을 대상으로 한 격리와 학살을 정당화했다. 어떤 집단에게 집단적 격리를 행할 때, 정부나 그 격리를 시행하는 주체가 집단적 격리의 정당성을 부여하기 위해 대중들의 사회적 인식에 암묵적인 동의를 얻고자 심어 놓는 정신적인 사상이 '인종주의'라고 볼 수 있다. 그렇게 격리되어야 할 집단들에 대한 '인종주의'적인 인식의 뿌리가 현재까지 노숙인을 포함한 가난한 사람들과 사회적 소수자를 바라보는 사회 인식에 영향을 주고 있다고 생각한다. 이에 따라 역사 속에 나타난 소록도 나병환자들을 향한 사회 인식을 자세히 들여다보고자 한다.

1) 소록도를 통해 보는 인종주의적 사회 인식의 뿌리

(1) 소록도 자혜의원[39]

소록도 자혜의원$^{1916년 5월 17일}$은 조선을 침탈한 조선총독부가 각지를 배회하는 조선의 나병환자를 일정한 지역에 격리하고 수용하는 데 적합하다고 판단한 소록도에 세워졌다. 지형상 서단 지역 남쪽에 구릉이

---

39) 같은 책, 14쪽.

있어서 환자 지대와 직원 지대로 나누기 용이하여 격리·수용에 적합하다는 판단이었다. 이 당시에는 나병환자를 바라만 봐도 옮는다고 생각했다. 그래서 환자들이 의료진들과 부딪히지 않고 눈을 마주치지 않을 수 있는 방식으로 만들어야 했다.

(2) 일제의 조선 나병환자 관리[40]

조선시대 나병환자들의 대부분은 다리 밑, 천막, 움막 등에서 부랑하고 걸식하며 살고 있었다. 이러한 조선의 나병환자들이 일제에게는 '반(反)사회인'이었다. 의학적 관리의 대상이라기보다는 정치적·사회적 관리의 대상이었다. 조선시대에는 나병환자들이 그래도 그 사회 안에서 유랑하고 구걸하며 먹고살고 있었다. 그런데 일제시대에 그들을 다 잡아다가 소록도에 모아 두는 정책을 시행한 것이다.

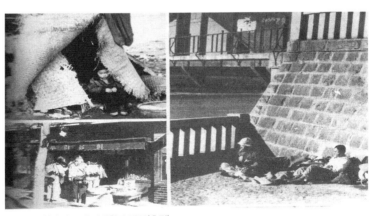

사진 36. 일제의 조선 나병환자 관리(추정)

(3) 조선의 나병환자 관리 장악[41]

1930년대에 이르러, 나병환자에 대한 정책은 차츰 강화된 통제의 형태로 나타났다. 증가하는 나병환자를 근절하기 위해 평생 동안 격리할 수 있는 시설의 확장이나 신설이 필요하게 되었다. 일제는 별도의 요양소를 여러 곳에 세우기보다는 소록도를 확장하는 방법을 택하였다. 나병환자들을 노동의 수단으로 활용하여 자체적으로 시설 확장 공사를 시작하였다. 이것이 우리나라의 대규모 집단시설과 집단시설 내의 강제 노역의 뿌리가 되었다고 볼 수 있다.

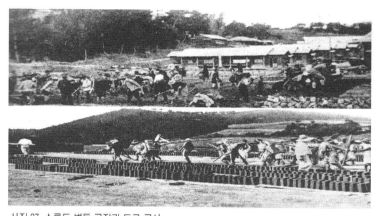

사진 37. 소록도 벽돌 공장과 도로 공사

(4) 중앙공회당과 훈시를 듣는 원생들[42]

중앙공회당[1935년]에서 나병환자들을 훈시하는 목적은 격리·수용에

---

40) 같은 책, 15쪽.
41) 같은 책, 20쪽.
42) 같은 책, 23쪽.

적합하게 나병환자들의 의식을 '교정'하고, 조선인들을 '황국신민화'하려는 의도였다. 즉 인종주의적 배제의 정당성을 나병환자들 스스로 받아들이도록 하기 위한 정신교육이었다고 볼 수 있다. 마치 노예가 스스로 노예임을 받아들이기 위해 정신교육이 필요한 것처럼 어디에서든 집단생활에서의 규율과 통제를 만들고 지켜 나가기 위한 것이었다.

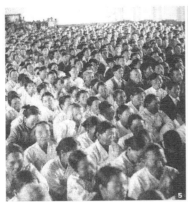 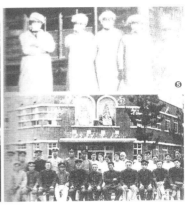

사진 38. 중앙공회당과 훈시를 듣는 원생들　　사진 39. 의무직원들과 당시의 간호주임들

(5) 의무직원들[43]

소록도 원생을 진찰할 때 의사와 환자 사이에는 다섯 걸음 간격이 엄격히 유지되었으며, 환자는 의사를 마주 볼 수 없었다. 의사의 지시는 절대적인 명령이었으므로 질문은 일체 불허되었다. 아마도 모든 사람들이 마주 보기만 해도 병을 옮길 수 있다고 생각했던 것 같다.

---

43) 같은 책, 31쪽.

(6) 간호주임들[44)

이들의 이름은 '간호'였으나 실제로는 소록도 내 마을의 책임자들로서 감시와 통제 그리고 작업 감독을 하였다. 대부분이 전직 헌병이나 경찰 출신이었다. 어떤 종류의 집단시설에서든 이런 사람들이 곳곳에 존재해야 대규모 시설 통솔이 가능해진다.

(7) 중앙공원 조성[45)

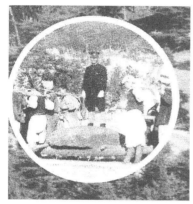

사진 40. 수호 원장의 심복이자 당시 간호주임인 사또

나병환자 요양소 확장사업은 끝이 났으나 원생들의 강제노동은 끝나지 않았다. 원생들 대부분 병세가 악화되고 온몸이 상처투성이가 되었는데 수호 원장소록도 제4대 원장, 1933년 9월 1일~1942년 6월 20일은 원생들을 짐승처럼 끌고 다니며 중앙공원을 만드는데 동원하였다.1939년 12월~1940년 4월 이를 견디지 못한 어떤 원생은 스스로 목숨을 끊기도 하였다. 수호 원장의 비정상적인 야심을 이룩하는 데는 수호의 양아들이자 수간호장이였던 '사또'라는 심복이 있어서 가능했다. 사또는 채찍과 목도채를 휘두르고 원생들을 노예처럼 부리면서 확장 공사의 선봉에 섰고, 마

---

44) 같은 책, 31쪽.
45) 같은 책, 34쪽.

침내 수호 원장의 동상을 세우는 데도 앞장섰다. 많은 대규모 시설에서, 특히 노숙인시설들에서는 사또와 같은 역할을 하는 사람들과 위와 같은 일들이 늘 존재했다고 봐야 한다. 시대가 변화하면서 어느 정도의 차이는 있지만 사또와 같은 역할을 감당하는 사람들이 존재해 왔고, 그래야 통솔이 가능하다는 것이 사회적인 통념이었다.

(8) 수호 원장 동상 건립과 원생들의 참배[46]

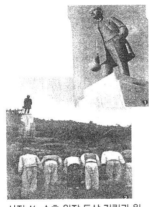

사진 41. 수호 원장 동상 건립과 원생들의 참배

수호 원장은 자신이 이룩한 '나병 환자의 지상 낙원'에 자신의 동상을 세웠다.[1940년 8월 20일] 이 동상을 세우기 위해 원생들은 가족들로부터 송금되어 오는 돈을 공제당하고, 그렇지 못한 원생들은 3개월분의 노임을 헌납당하였으며, 노동력이 없는 원생들은 배급 식량이나 의복을 팔아서라도 기금을 내야만 했다. 수호 원장은 자신의 동상을 남겼지만 그 동상을 세워 준 원생 이춘상에 의해 살해당했다.[1942년 6월 20일] 그 후 수호 원장의 동상은 각 마을 예배당의 종과 함께 전쟁 물자로 녹여졌다. 시대가 변하면서 많은 공공시설들과 예산의 사용이 투명해지고 있기는 하지만 대규모 비영리시설들의 돈 관리가 사실 쉬운 일은 아니다. 그리고 정직하게 매순간 시설 입소자들을 위해 사용되는 것은 더욱 어렵

---

46) 같은 책, 35쪽.

다. 여러 단계의 투명한 관리·감독이 필요하다고 생각한다. 그래야 비영리기관에서 일하는 사람들이 자신도 모르게 저지를 수 있는 범죄들로부터 멀어질 수 있기 때문이다.

(9) 탈출[47]

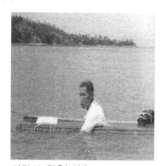

사진 42. 탈출(재연)

수용 인원의 증가로 인한 소록도 갱생원의 경제 사정 악화 속에서도 수탈과 강제 출역은 계속되었다. 굶주림과 부당한 처우, 민족적 차별과 비인간적 대우에 시달린 원생들은 목숨을 건 탈출을 감행했다. 하지만 성공하는 경우는 많지 않았다. 물론 현재는 모든 노숙인시설이 자기 결정권을 가지고 스스로 입소하고 스스로 퇴소할 수 있게 되어 있다. 인권 문제의 중요성이 대두되면서 소록도와 같은 일들은 일어나지는 않는다. 강제 입소 역시 불가능하다고 보는 것이 맞다. 그러나 무단 퇴소는 빈번하다고 봐야 한다. 그리고 시설 운영 규칙상 강제 퇴소도 있다. 그러나 입소자 자신들이 가지고 있는 인격적 결함과 단체생활에 대한 부적응, 과거 시설들에서 쌓은 불신감의 잔재는 대규모 시설들일수록 아직 남아 있다고 봐야 한다. 그래서인지 정말 중증장애인이 되고 자기 결정을 하기 어려울 만큼 지병이 많은 경우가 아니고서는 시설 입소를 거부하는 사람들이 더욱 늘어나고 있다.

---

47) 같은 책, 36쪽.

(10) 감금실[48]

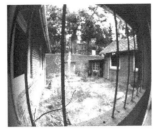

사진 43. 감금실

감금실은 형무소와 똑같은 구조였다. 원장이 아무런 법적 절차 없이 징계·검속권을 행사함으로써 신체뿐만 아니라 정신마저 구금하는 감시와 체벌의 현장이었다. 이곳에서의 부당한 처우와 박해로 원생들이 무수히 죽어 갔고, 살아 나오더라도 불구가 되었으며, 출감하는 날에는 예외 없이 강제로 정관절제수술을 당해야 했다.

(11) 단종술 시행[49]

1927년 3월 일본 생리학회에서는 "나병환자 절멸책에 있어서 지름길은 거세를 하여 유전을 못하게 하는 것이다."라며 나병환자에 대한 단종술 시행을 강력히 제기했다. 실제 나병은 유전병이 아니라 전염성 만성 감염병인데, 이 당시의 의학은 오히려 정치적으로 나병환자를 통제하기 위해 과학을 빙자한 거짓 도구로 사용되었다. 소록도 갱생원에서는 개원 이래 남녀 별거제를 실시하였다. 하지만 원생의 수가 늘어나면서 남녀 간의 문제가 발생함에 따라 1936년부터 부부 동거를 허가하였다. 단, 단종수술이라는 조건부 허락이었다.

---

48) 같은 책, 38쪽.
49) 같은 책, 39쪽.

(12) '단종대'라는 시[50]

단종斷種대

이 동[51]

그 옛날 나의 사춘기에 꿈꾸던

사랑의 꿈은 깨어지고

여기 나의 25세 젊음을 파멸해 가는 수술대 위에서

내 청춘을 통곡하며 누워 있노라

장래 손자를 보겠다던 어머니의 모습……

내 수술대 위에서 가물거린다

정관을 차단하는 차가운 「메스」가

내 국부에 닿을 때……

모래알처럼 번성하라던

신의 섭리를 역행하는 「메스」를 보고

지하의 히포크라테스는

오늘도 통곡한다

---

50) 같은 책, 39쪽.

51) 수호 원장 시절 남생리에 살던 원생. 벽돌 원토 채취장에서 작업에 방해되는 소나무 두 그루를 옮기라는 수간호장 사또의 명을 받았으나, 갑자기 발생한 자기 마을의 위급 환자를 등에 업고 치료 본관에 갔다가 그만 사또의 명을 실행치 못하게 되어, 사또에게 "이 소나무만도 못한 생명"이란 말과 함께 심하게 구타당했다. 그 후 감금실에 갇혔다가 풀려나오면서 관례대로 단종대에 누워 단종수술을 당하고 이 시를 썼다.

(13) 영아원 면회[52]

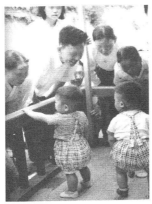

사진 44. 영아원 면회

환자인 부모에게서 태어난 아이들은 즉시 영아원으로 보내져 만 3세까지 양육된 후에 다시 보육소로 보내졌다. 보육소에서는 초등학교 과정의 교육을 실시하고 졸업 후에 직업 교육을 하였다. 부모들은 아이를 만나러 갔으나 아이를 만져 보거나 안아 볼 수는 없었다.

(14) 전염병 예방법 개정 공포

1963년 2월 9일 나병환자의 강제 격리 규정을 폐지하여 재가 치료를 허용하였다. 그리하여 주위의 천대와 멸시 속에서 사회로부터 철저하게 소외된 채 나병환자 요양소가 아니면 갈 곳조차 없었던 나병환자들은 비로소 강제 격리에서 해방될 수 있었다. 이즈음 이들에게 도민증을 발급하고, 호적을 부활시켜 선거 등 각종 권리 행사를 할 수 있도록 하였다.

(15) 다미안 재단과의 협정 조인[53]

1966년 4월 15일 정부는 벨기에 자선단체인 다미안 재단과 향후 5년

52) 국립소록도병원, 《사진으로 보는 소록도 80년 1916-1996》, 국립소록도병원, 1996, 50쪽.
53) 같은 책, 68쪽.

간 우리나라 구라사업[54] 지원에 관한 협정을 체결하였다. 이 재단은 열악한 의료 환경에 있던 소록도에 의료진을 파견하고 물리치료실과 입원실 마련, 성형수술 등 원생들에게 많은 의료 혜택을 주었다. 또한 아무 거리낌 없이 환자들을 대하여 직원들이 가지고 있던 나병의 전염에 대한 그릇된 인식을 없애는 데 기여했다. 다미안 재단 의료진은 벨기에에서 파견된 성형외과 전문의 1명과 다른 의사 1명, 간호원 2명, 그리고 이전부터 영아원을 운영해 오던 오스트리아 그리스도왕수녀회 소속의 간호원 3명이 합류하여 모두 7명으로 구성되었다.

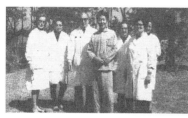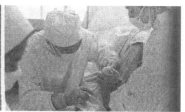

사진 45. 다미안 재단 파견 의료진과 환자

위에 제시된 소록도 자료를 보면 집단 격리와 수용은 인권이 존중될 수 없는 방식으로 통제되기 쉽다는 것을 볼 수 있다. 특히 나병이라는 질병을 격리하는 데 있어서 마치 과학적 근거가 있는 것처럼 지나친 격리를 주장할 때는, 의학이라는 것이 인종주의적 격리를 행하기 위한 잔인한 도구로도 이용될 수 있다는 것을 보여 준다.

필자는 소록도 자료를 통해 노숙인의 사회 인식에 대한 뿌리를 연

---

54) 나병환자의 치료와 예방 및 완쾌된 사람의 사회복귀를 도모하며, 이들에 대한 사회적 편견을 바로잡기 위한 사업.

구했고 이야기하고자 했다. 왜냐하면 소록도 자료가 일제 식민지 조선의 나병환자들의 고통을 좀 더 표면적으로 잔인하게 인종주의적 인식을 확대해서 드러내었다고 생각했기 때문이다. 식민지를 다스리던 시대의 방식, 즉 좀 더 잔인한 방식으로 인간이 인간을 학대할 수 있도록 의학이 도구로 이용되었다. 사실 의학은 가장 잔인한 도구로 이용될 수도 있고, 가장 인도적인 도구로 이용될 수도 있다. 필자는 노숙인들과 함께 지내 온 시간을 통해 노숙인을 대하는 다양한 시각에 대해 보고 들을 수 있었다. 일제시대 나병환자들을 소록도에 격리시켰던 일제의 의도처럼, 여전히 이 시대에도 길에서 노숙하고 있는 수많은 병을 가진 사람들을 질병 전염 예방 등의 목적으로 한곳으로 치워 버리고 싶다는 많은 사람들의 마음을 읽을 수 있었다. 개인적인 성향에 따라 정도의 차이가 있기는 하겠으나 오늘날을 살아가는 우리 모두에게 이런 마음이 있다는 것을 부인하기는 쉽지 않을 것 같다. 우리가 그런 마음을 가지고 있는 한 노숙인들이 사회로 재통합되어 사회구성원으로 살아가는 것은 정말 어렵고 오래 걸리는 일인 것도 사실이다.

2) 전쟁 이후 사회를 통해 본 인종주의적 인식의 뿌리

일제 치하 식민지 경험과 6·25전쟁은 대한민국을 가난하고 병든 나라로 만들었다. 3년 동안의 전쟁으로 인해 길거리에는 전쟁고아와 나병환자를 포함한 거지들이 넘쳐났고, 먹을 것도 없이 모두가 함께 우르르 피난을 다니면서 생활했다. 전쟁 동안 이미 많은 사람들이 죽었다. 많은 사람들이 가족을 잃은 슬픔에 힘들어했다. 몸과 마음은 이미 다양한 질병과 사고로 인해 불구가 되었다. 먹을 것도 없었고 씻지도 못하는 상태에서 전쟁에 대한 두려움과 가족을 잃은 슬픔으로 인해 대

다수의 국민들이 정신적·육체적인 공황 상태에 빠졌다. 어쩔 수 없이 피난민이 되어 군집생활을 하면서 결핵과 콜레라 등의 전염병이 순식간에 온 나라를 뒤덮게 되었고, 나라 전체를 병들게 만들었다.

■ 부산 아미동 산비탈에 판잣집들[55]

6·25전쟁 이후 피난민들이 임시 거처했던 부산의 산비탈 곳곳에 수많은 판잣집들이 마치 성냥갑을 쌓아 놓은 것처럼 빽빽하게 산을 채우고 있었다. 아미동 감천 지역은 특히 더 심했다.

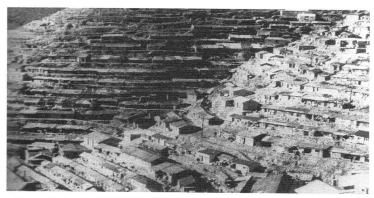

사진 46. 아미동 산비탈의 판잣집들

■ 1960년대 거지들과 가난에 찌든 고달픈 삶[56]

대통령 출마 후보자들의 벽보 밑 시멘트 바닥에 힘없이 누워 있는 소녀의 모습이 그 시대의 병들고 가난한 삶을 절실히 느끼게 한다. 오

55) 마리아수녀회, 《가난한 이는 예수님의 감실이다》, 마리아수녀회, 2011, 7쪽.
56) 같은 책, 10—11쪽, 26쪽.

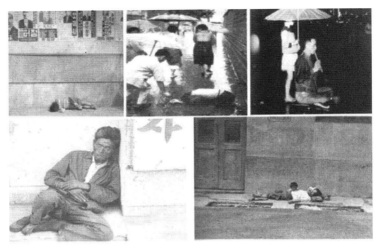

사진 47. 1960년대 거지들과 구걸하는 사람들

갈 데 없는 가난한 현실 속에서 지친 듯 잠들어 있는 아빠 곁의 어린 소녀가 안쓰러워 보인다. 병고로 인해 일하지 못하는 부랑인들이 담벼락에 기대어 한낮의 태양빛을 쐬며 곤하게 잠들어 있는 모습을 어디서나 쉽게 볼 수 있었던 시대였다. 까만 고무신에 양말을 신은 것만으로도 얼마나 다행스러운 일인지 모르는 그 가난한 시대에 거지들의 수는 상당했다. 필자의 어린 시절 기억에 의하면 길거리에 지나다니던 똥퍼 아저씨, 피리 불며 동냥하던 아저씨, 머리가 떡이 되고 손톱이 마귀할멈처럼 긴 거지, 비가 와서 질펀한 골목 땅바닥에 엎드려 동냥하는 사람과 자비를 베푸는 소박한 아저씨들의 모습은 어느 골목에서나 쉽게 볼 수 있는 광경이었다. 너 나 할 것 없이 가난했던 시절, 몇 푼의 동냥을 희사받기 위해 온종일 그렇게 엎드려 있었다. 날은 어둡고 차가운 비는 내리는데 피리 부는 장님 뒤에서 나이 어린 소녀가 우산을 받치고

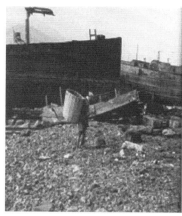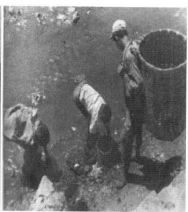

사진 48. 넝마주이와 쓰레기장57)

있다. 앞에 동냥그릇이 놓여 있지만 아무도 관심을 가지지 않는다.

선박 공장 안을 뒤적이는 넝마주이는 몇 차례나 다른 사람도 다녀
갔을 공터를 다니며 어깨에 짊어진 저 빈 바구니가 가득해질 때까지
힘겨운 발걸음을 계속해 나간다. 자신만을 의지하고 있는 가족들의 무
게를 느끼며, 처절하리만큼 쓰라린 삶을 위해 오늘도 쓰레기장 곳곳
에 넝마주이들이 소쿠리를 메고 비닐조각, 깡통 등 쓸 만한 것들을 찾
아 헤매고 있다. 나이 어린 소년들은 이들과 함께 다니며 엎드려 담배
꽁초를 찾고 있다.

---

57) 같은 책, 28—29쪽.

(1) 마리아수녀회 자료를 통해 본 전쟁 이후 집단 부랑자시설 자료

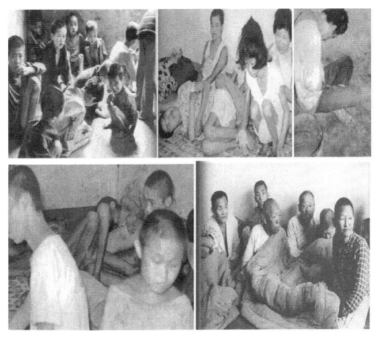

사진 49. 영화숙과 재생원 사람들의 모습58)

그 당시 재단법인 마리아수녀회는 부산의 시립행려환자구호소의 운영권을 1969년 7월 부산시로부터 인수했다.59) 부산에서 발생하는 부랑아, 부랑인, 노숙인 등을 수용하는 영화숙아동시설과 재생원성인부랑인시설의 인수를 위해서도 힘썼다. 마리아수녀회 대표인 소 알로이시오Fr. Aloysius

---

58) 같은 책, 43—48쪽.
59) 박우택, 《여전히 살아계신 우리 신부님》, 가톨릭출판사, 2013, 80—81쪽.

^{Schwartz} 신부는 영화숙과 재생원의 기존 원장과의 5년 이상의 싸움 끝에 겨우 인수할 수 있었다. 복지사업을 하던 영화숙과 재생원의 기존 원장은 부산 바닥에서는 어느 기관, 어느 사람도 감히 대적할 수 없었던 인물이었다.

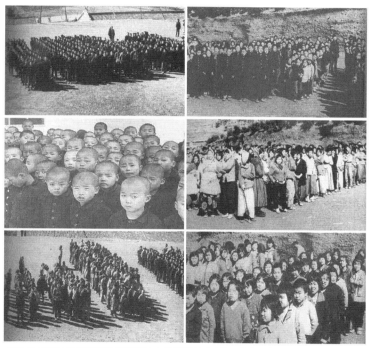

사진 50. 영화숙과 재생원이 폐지되어 수용자들이 마리아수녀회로 옮겨지던 날60)

재생원에 수용되었던 사람들은 무표정한 시선으로 침묵의 그늘이 서린 모습을 하고 있었다. 그들은 매우 볼품이 없고, 풍채도 없는 모습이었다. 일반인들이 고개를 돌리게 되는 그런 부류의 사람들이었다. 수용된 사람들은 온갖 질병과 복합적인 장애를 가졌다. 그 당시 구호소는 부산시에서 관리하면서 영화숙과 재생원의 원장이 위탁받아 운영했던 곳이다. 정신 질환을 가진 채 머리에 심한 피부병으로 고통받고 있는 환자의 모습과 벌거숭이로 누워 있는 이들은 마치 전쟁터에서 쓰러진 시체와도 같았지만 아직도 숨 쉬며 살아 있는 사람들이었다. 엎드려 있는 남자의 팔목은 썩어 가고 있었다. 이들의 모습에서 인간의 존엄성과 존귀함을 찾기는 어려웠다.

사진 51은 1972년 1월 26일 폭행과 부정부패가 만연했던 영화숙과 재생원이 폐지되던 날 수백 명의 여자 수용자들, 수백 명의 남자 수용자들, 수백 명의 어린아이 수용자들이 마당에 서 있는 모습이다. 어른들은 본인의 의향에 따라 일부는 자유인이 되어 퇴소했고, 결핵환자는 행려환자구호소로 입소했으며, 일반 환자는 구호병원^{현 알로이시오병원}에서 치료를 받았다. 그리고 장기보호대상자로 거동이 불편한 사람들은 마리아수녀회에서 운영하는 송도주택에 마련한 '우리집숙소'로 옮겨졌다. 1970년 5월 27일 마리아수녀회 측과 영화숙 측의 몇 차례에 걸친 교섭 끝에 301명의 아동들이 부산 '소년의집'으로 갔다. 1972년 1월 26일 영화숙과 재생원이 폐지되어 나머지 아동들도 모두 소년의집으로 들어가게 되었다. 마리아수녀회는 그때부터 지금까지 지속적으로 우리나라의 고아들뿐만 아니라 전 세계 곳곳의 수만 명의 가난한 아이들을 교육시키며 양육하고 있다.

(2) 형제복지원 사건을 통해 본 집단시설 자료

　1970년대 이후에도 대규모 부랑인시설들은 지속적으로 존재해 왔다. 특히 형제복지원은 많은 인권유린 사건이 있었던 대규모 시설이었다. 이 형제복지원은 한때 3,000여 명의 부랑인을 수용하던 수백 억 원대의 대지 및 시설을 가지고 있었다.

　국가기록원은 형제복지원 사건을 다음과 같이 기록하고 있다.

> "부산 형제복지원 사건은 부산시 진구 당감동의 형제복지원에서 일어난 인권유린 사건이다. 형제복지원은 전국 최대의 부랑아 수용시설로, 이곳에서 1987년 3월 22일 원생 1명이 구타로 숨지고 35명이 탈출하는 사건이 발생하면서 형제복지원의 실체가 사회에 알려지게 되었다. 조사 결과 형제복지원은 부랑인 선도를 명목으로 역이나 길거리에서 주민등록증이 없는 사람을 끌고 가서 불법 감금하고 강제 노역을 시켰으며, 저항하면 굶기거나 구타하고 심지어 살해하여 암매장까지 하였다. 이렇게 하여 12년 동안 무려 531명이 사망하였고, 일부 시신은 300~500만 원에 의과대학의 해부학 실습용으로 팔려 나간 것으로 밝혀졌다. 원장 박인근은 매년 20억 원의 국고 지원을 받는 한편, 원생들을 무상으로 노역시키고 부실한 식사를 제공하여 막대한 금액을 착복하였다. 또한 자신의 땅에 운전 교습소를 만들기 위해 원생들을 축사에 감금하고 하루 10시간 이상의 중노동을 시켰다. 이 사건으로 박인근 형제복지원 원장을 비롯한 직원 5명이 구속되었으며, 형제복지원 원장은 1989년 9월 14일에 2년 6월형이 확정되었다."

　그 당시 형제복지원에서는 불법 감금, 폭행, 암매장 등의 인권유린으로 6년간 500여 명이 사망한 것으로 알려졌다. 원장 박인근은 그렇게 많은 사람들을 죽게 하고 인권유린을 했음에도 불구하고 단지 2년 6개월 형만 선고받았다. 그 후 박인근 형제복지원 원장과 그의 후손들은 다시 비슷한 형태의 사회복지시설을 만들어 지금까지 운영해 오고 있다. 최근 형제복지원 생존자들의 모임이 생겨 그때의 사건이 재조명되고 있다. 과거 부산 형제복지원의 전 대표 박인근의 아들이 2014년 5월 16일 횡령죄로 실형을 선고받고 법정구속됐다. 그동안 형제복지원은 재육원, 욥의마을, 형제복지지원재단, 느헤미야로 법인명을 변경해 왔다. 형제복지원의 후신인 느헤미야 전 대표이자 박인근의 아들 박모 씨에게 공적자금을 횡령한 혐의로 징역 3년이 선고되었다. 박인근 전 대표도 기소됐지만 뇌출혈로 인해 거동을 못해 재판을 받지 못했다. 재판부는 법인 대표였던 박 전 대표가 쓰러진 이후 그 아들 박 씨가 상당 부분 횡령에 관여한 것으로 보고 실형을 선고했다고 밝혔다. 박 전 대표와 그의 아들은 지난해 8월 형제복지지원재단과 관련해 횡령, 허가 조건 위반 등 16건의 부정행위를 벌인 사실이 드러나 조사를 받았다. 조사 결과 검찰은 이들에게 재단 명의의 대지 등을 매각하여 21억여 원의 대금 중 12억 6천만 원과 재단이 운영하는 온천의 수익금 중 5억 8천만 원을 개인 용도로 사용한 혐의로 기소되었다.[61]

61) 〈데일리안〉, 2014년 5월 16일자, www.dailian.co.kr/news/view/437925.
62) 국가기록원, 2013, www.archives.go.kr.
63) 국가기록원, 2013, www.archives.go.kr.
64) 국가기록원, 2013, www.archives.go.kr.

*형제복지원에 강제 구금되었던 부랑인들은 과연 누구일까?

대법원의 형제복지원 사건 판결에서 볼 수 있듯이, 부랑인 단속과 강제 구금의 근거가 된 것은 1975년 제정된 내무부 훈령 제410호^{부랑인의 신고, 단속, 수용, 보호와 귀향 조치 및 사후 관리에 관한 업무 지침}이다.[62] 이 훈령에 따르면 '일정한 정주定住가 없이 관광 업소, 접객 업소, 역, 버스터미널 등 많은 사람들이 모이거나 통행하는 곳과 주택가를 배회하거나 좌정하여 구걸 또는 물품을 강매함으로써 통행인을 괴롭히는 걸인, 껌팔이, 앵벌이 등 건전한 사회 및 도시 질서를 해하는 모든 부랑인'^{규칙 제1장 제2절}이라고 정의내리고 있다.[63] 심지어 이 훈령은 '노변 행상, 빈 지게꾼, 성인 껌팔이 등 사회에 나쁜 영향을 주는 자들'을 준부랑인으로 규정하여 부랑인 대책에 준하여 단속 조치하였던 것이다.^{규칙 제1장 제3절 6호} [64] 사실 그 당시에는 외관상 깔끔하지 못한 거리의 모든 사람들이 단속과 강제 구금의 대상이었던 것이다.

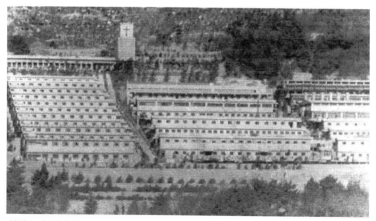

사진 51. 부산시 북구 주례동 산18번지에 자리 잡은 옛 형제복지원^{1990년 1월 13일}

어떻게 이런 시설들이 존재할 수 있었을까? 어떻게 이런 인권유린이 가능할 수 있었을까? 형제복지원 사건은 우리나라의 산업화와 도시화 과정에서 드러난 자본주의 자체의 모순을 배경으로 하여, 한국 현대사의 전체주의적 정치 권력의 특수성이 만들어 낸 사건이라고 볼 수 있다.

독일의 히틀러시대에도 부랑인을 반사회적 행위자로 규정하여 예방적 강제 구금을 벌이는 노동기피왕국작전Aktion "Arbeitsscheu Reich"이 있었다. 즉, 어떤 나라든 그 나라의 파행적인 정치권력이 반민주성·반민중성을 가지고 있을 때, 자신들의 권력을 유지하기 위해 필요하다고 판단될 경우 불특정 다수를 강제 구금하는 것이라고 볼 수 있다.

중세의 마녀사냥은 사회 불안을 이용하여 그 당시 사회체제 모순의 원인을 가난한 미망인이나 독거노인, 장애인 등 빈곤층에게 돌렸다. 그리하여 공동체 내에서 그들의 존재를 배제함으로써 모순된 체제의 억지 안정을 도모하였으며 이는 명백한 역사적 사실이다. 정치적 정당성이 취약한 통치 권력들은 국민적 지지를 획득하기 위한 통치 수단으로, 적과 친구를 구별하고 적을 생성하여 그 적을 박멸함으로써 권력의 안정성과 함께 정당성을 획득하는 전략을 필사적으로 구사하는 경향이 있다.

이런 정치 권력의 형태는 여러 나라의 암울한 역사 속에서 반복적으로 등장해 왔다. 통치 권력의 불안을 조장하는 적의 명확한 실체가 없어도 내키는 대로 적을 조작하고 가공할 수 있었다. 일제를 포함해 불법적 군사정부에서도 나병인, 혹은 부랑인을 공공의 안녕과 질서를 교란하는 게으르고 나태하며 반사회적인 '적'으로 등장시켰다. 우리나라의 군사정권은 국민의 지지를 확보하기 위하여 복지국가 건설이라는 정치적 슬로건을 내세우고 '정의사회구현'이라는 이름으로 사회정화와 사회악 일소를 내세웠다. 이를 명분으로 삼청교육대 및 사회정화위원회를 조직하고, 사회정화국민운동과 학원정화사업인 녹화사업 등을 실시하였다. 무질서를 낳는 원인 제공자로 부랑인을 지목하고 이들에 대한 강제 구금과 사회 격리의 통치 전략을 수립·시행하였다. 1986년 아시안게임과 1988 서울올림픽을 전후로 벌인 '거리 정화 프로그램'을 통해 부랑인에 대한 단속과 강제 구금은 강화되었다.

이와 같은 부랑인에 대한 일제 단속과 강제 구금 결과, 수용 능력이 한계에 이르자 수용시설을 대대적으로 확충하였다. 그 당시 부랑인은 생물학적으로는 사람인데 법적으로는 인간실격^{人間失格}인, 더러운 물건에 불과한 취급을 받으며 말끔히 청소되어야 하는 존재가 되었다. 이들은 '권리를 가질 권리'조차 없는 법적 무지위 상태 그 자체였다.

국가 폭력과 국가 범죄는 독일의 히틀러시대에서 보는 바와 같이 다수 국민들의 동의나 묵인 없이는 불가능하다. 이런 점에서 같은 시대를 살면서 이러한 정치 권력에 대해서 묵인하고 방조했던 우리 역시 형제복지원 피해자들에 대해 시민으로서의 책임이 있다. 형제복지원 사건은 사회적 주변인으로 상정된 부랑인에 대한 우리 사회의 인식이 전면적이고, 총체적이며, 반문명적인 인권유린 사건이 발생되도록 허락했다고 볼 수 있다. 사실 현재 노숙인을 바라보는 시각 속에서도 위와 같은 시선들이 지속적으로 존재함을 느낄 수 있다. 따라서 사회구성원 한 사람 한 사람의 근원적인 인식 변화가 있어야 사회의 변화가 가능할 것이다.

3. 우리나라 노숙인들은 어떻게 생활하고 있을까?

노숙인의 생활상에 관해서는 이미 많은 설문 자료들과 토론 자료들이 있다. 필자는 수많은 토론과 설문 자료들 중 현장에서 시행되어, 노숙인의 의견을 좀 더 많이 반영했다고 여겨지는 설문 자료를 선택해 설명하고자 한다.[65] 그리고 현장에서 실제 사회복지 업무를 실행하고 있는 단체들 중 특정 단체만의 설문이 아닌 좀 더 여러 단체가 협력해서 만들어 놓은 설문 자료를 골랐다. 또한 좀 더 많은 노숙인의 솔직하고 다양한 삶의 형태가 표현되어 있는 설문 자료를 선택했다. 이 설문 자료는 노숙인의 솔직한 의견이 포함되어 있는 자료라고 생각한다. 노숙인과 가장 가까운 곳에 있는 사람들을 통해 들을 수 있는 이야기들이 반영되었다고 볼 수 있다.

한국교회희망봉사단에서는 2011년 12월 6일부터 일주일 동안 노숙인 스스로 내놓은 의견을 듣기 위해 472명을 설문조사하였다. 전수조사를 한 것은 아니지만 서울 지역 노숙인 규모를 감안할 때 표본의 크기가 472명인 것은 상당히 큰 표본이라고 할 수 있으며, 어느 정도 신뢰성을 확보했다고 볼 수 있다. 표본은 198명의 거리 노숙인, 224명의 시설 노숙인, 50명의 쪽방 생활인 등으로 구성되어 있다. 조사 대상자는 거리 노숙인이 198명으로 41.9%, 상담보호센터 이용인이 99명으로 21.05%, 쉼터 생활인이 125명으로 26.5%, 쪽방 생활인이 50명으

---

65) 한국교회희망봉사단, 〈노숙인 실태조사 발표 토론회〉, 한국교회희망봉사단, 2011.

로 10.6%에 해당된다.

　조사 결과 남성이 97%로 압도적 다수였다. 여성 노숙인은 단 14명만 조사에 응답하였다. 여성 거리 노숙인의 경우 대개 몸과 정신이 어느 정도 온전한 경우에는 홀로 숨어 지내는 경우가 많다. 정신적인 문제로 온전치 못한 경우에 여러 남성 노숙인의 품에서 돌아다니면서 함께 노숙한다. 여성 노숙인들 중 특히 거리 노숙인은 심각한 정신장애나 육체적 장애를 가지고 있는 경우가 흔하다. 노숙인시설이나 상담보호센터의 경우 여성 노숙인이 전혀 없다. 대개의 여성 노숙인들은 중증 장애를 가진 경우가 많고, 중증장애인시설에서 죽을 때까지 있는 경우가 대부분이다. 여성 노숙인 전문 단체가 있으나 설문조사에 참여하지는 않았다.

　조사 대상자의 평균 연령은 49.34세이고, 최초 노숙생활 이후 현재까지 기간은 평균 8.63년으로 나타났다. 연령은 최소 15세에서 최대 79세까지로 나타났다. 신규 노숙인의 유입에도 불구하고 노숙인의 평균 연령은 계속 상승 중인 것으로 보고되고 있다. 노숙하는 기간의 최대 연한은 52년까지라는 응답도 있었다. 노숙인의 종교에 관한 조사 결과는 개신교가 40.6%로 가장 높게 나타났다. 조사 대상자의 학력은 고등학교 졸업이 약 30%로 가장 많았고, 전체의 약 25%는 초등학교 졸업 이하의 낮은 학력을 가지고 있었다. 전문대 및 대학을 다닌 경험이 있는 노숙인은 조사 응답자의 약 8.1%인 38명이었다. 집을 10대 이전에 일찍 나올수록 교육 수준이 낮은 경향이 있었다. 미혼인 경우가 전체의 56.3%로 가장 많은 응답을 나타냈다. 이혼은 29.3%였고 기혼을 유지하고 있는 상태는 9.5%였다. 이것은 노숙인들의 가족이 해체된 상태이고, 사회적 지지 기반이 없는 상태임을 나타내는 결과다.

노숙생활을 하게 되는 원인은 복합적이지만 가장 직접적인 요인이라고 생각되는 사항에 대해 한 가지에만 답하도록 질문하였더니, 실직과 사업 실패라는 응답이 44%로 가장 많은 비중을 차지했다. 부채와 신용불량이 19%, 가족해체가 17.1%, 질환 및 장애가 9.4%였다. 사실 모든 원인들이 복합적으로 한꺼번에 발생했다고 보는 것이 합당할 것 같다.

노숙 직전의 고용 형태에 대해 질문한 결과, 일용직이 35.8%였다. 2011년 12월 설문 당시 월평균 수입은 410,690원이었다. 월수입이 전혀 없는 경우가 5%, 월 10만 원 이하의 경우는 15%가 넘었다. 100만 원 이상의 수입은 5% 미만으로 19명이었으며, 100만 원이 13명, 150만 원이 3명으로 나타났다. 주된 수입원은 공공 일자리^{노숙인 특별근로 또는 자활 일자리}가 30.2%였고, 일용직 일자리가 26.5%, 기초생활수급 급여가 13.4%, 고철이나 폐지 수집은 7.3%, 교회 등의 구제금이 주된 수입원인 경우는 1.3%였다. 이때 정규직 일자리는 100만 원 정도, 계약직 일자리는 61만 원, 공공 일자리는 45만 원, 일용직 일자리와 아르바이트 그리고 국민기초생활수급자는 42만 원 정도, 고철이나 폐지 수집의 경우는 21만 원 정도, 구제금에 의존하는 경우는 2만 원 정도로 나타났다.

조사 대상 노숙인들의 주된 지출 항목을 보면, 1순위는 주거비^{쪽방 일세, 고시원, 만화방 비용 등 월 20~30만 원}, 2순위는 식비로 나타났다. 일용직 일자리 등을 얻기 위한 통신비 부담도 상당히 큰 편이었다.

조사 대상 노숙인들 중 아침을 먹는 비율은 80%, 점심과 저녁은 100%에 이르고 있었다. 주된 식사 방법은 시설급식이 60%, 거리급식이 10~20%였고, 중식과 석식에 거리급식 의존 비율이 높았다.

유효한 주민등록증을 소지하고 있는 경우는 77.8%였다. 물론 거리 노숙인의 67.9%, 상담보호센터 노숙인의 77.3%, 쉼터 노숙인의 85.9%, 쪽방 노숙인의 98%가 주민등록에 문제가 없었다. 주민등록증을 분실한 경우 5.5%, 말소된 주민등록증을 가지고 있는 경우가 8.6%, 말소되었고 주민등록증을 분실한 경우가 7.3%, 무호적자가 0.9%였다. 금융 신용 상태가 정상인 경우는 30%였으며, 56.4%는 신용불량에 대포 차, 명의도용 등 금융 피해 상황에 처해 있었다.

노숙인 복지와 관련된 시설의 경험 유무도 조사하였다. 대상자의 57.6%가 노숙인시설 이용 경험이 있었다. 상담보호센터는 52.9가 이용 경험이 있었고 부랑인시설_{노숙인 요양시설}의 이용 경험은 10%였다. 한 가지 시설도 이용해 보지 않은 노숙인은 13.7%였다. 정부의 복지사업에 참여한 경험이 있는지에 대한 조사 결과는 특별 자활사업이 39.4%로 가장 많은 응답을 나타냈다. 그 다음으로 임시주거지원사업과 연계되어 국민기초생활보장제도 수급자로 연결되었다는 응답이 18.9%였고, 일자리갖기사업이 16.5%로 나타났다.

노숙생활에서 가장 필요하다고 생각하는 것이 무엇인지를 질문하였다. 가장 필요한 것을 한 가지만 응답하도록 한 결과에서도 비슷하게 안전한 잠자리가 34.3%로 1위, 일자리가 27.9%로 2위를 차지했고, 임시주거지원서비스가 15.5%로 3위를 나타냈다. 이 결과는 '안전한 집이 필요하다.'는 것이 가장 중요한 핵심이고, 그 집을 유지할 수 있는 '일자리를 원한다.'는 것을 보여 주고 있다. 여러 가지로 무상의료지원이 가능함을 알고 있는 상태여서 그런지 의료지원에 대한 갈망은 예년 기록보다 다소 떨어진 것으로 나타났다.

노숙에서 벗어나는 데 가장 어려움을 주는 요소에 대해 한 가지만 응답하도록 하였다. 그 결과는 역시 불안정한 주거 상황이 전체의

23.5%로 가장 높았고, 그 다음으로는 불안정한 근로 상황, 부채와 신용불량, 건강 문제 순으로 나타났다.

노숙생활을 벗어나기 위해 본인이 시도하고 있는 노력이 어떤 것인지에 대한 응답 결과는 구직 활동이 전체의 41.7%로 가장 많았고, 건강관리가 32.2%, 주거지 확보의 노력이 26.9로 나타났다. 정부의 복지사업 중 어떤 것에 참여했는지에 대한 응답 결과는 특별자활사업 즉 노숙인자활근로사업이 39.4%로 가장 많았고, 그 다음으로는 임시 주거지원사업과 연계되어서 국민기초생활보장제도 수급자로 연결되었다는 것이 18.9%로 많았다. 그러나 어떤 사업에도 참여한 적이 없는 비율이 전체 응답자의 25%이었다.

정부의 복지사업에 참여하는 데 가장 어려움을 주는 요인에 대해서는 정보 부족이 전체의 26.5%로 가장 높은 응답을 나타냈다. 그 다음으로 신용불량, 건강 상태, 노숙인 자신의 자격 조건 문제 순으로 나타나고 있다.

설문 결과에서 보듯이 노숙인들 스스로가 느끼는 노숙을 탈피하기 위해 가장 중요한 요소를 안정된 주거와 주거를 유지할 만한 일정한 수입이라고 생각하고 있었다. 그것이 해결된다고 노숙을 금방 탈피할 수는 없지만, 반드시 필요한 부분이라고 생각하는 것이다. 물론 노숙인 당사자들도 자신들의 문제를 제대로 정확하게 파악하고 인식하기를 어려워한다. 그리고 혹 느낀다 해도 사실 생각할수록 괴로운 일이기에 모르는 척하기도 하고 알아도 그 문제를 솔직하게 인정는 것을 더 어려워하는 경향이 있다.

제4장

노숙인을 위한
법과 정책

1. 노숙인 법은 어떻게 만들어졌나?

노숙인을 포함한 주거 취약 계층으로서 언제라도 노숙인이 될 수 있는 계층을 법적인 용어로 '노숙인 등'이라고 정의한다. 이들을 위한 법이 2011년에 제정되어 2012년부터 시행되고 있다. 노숙인 관련 인권단체, 종교단체의 여러 가지 활동들과 함께 서울시 자활지원과를 중심으로 노숙인 관련 지원들이 확대되고 사회적 활동들이 왕성해지면서 전반적인 사회 인식의 변화가 일어났다. 이러한 사회 인식 변화의 정점은 관련 법령 제정이라고 생각한다. 노숙인은 의료보험만 없는 것이 아니라 주민등록도 말소되어 있는 경우가 많고, 주민등록이 살아 있어도 주민등록을 전입할 주소가 없는 경우가 많다. 그렇기 때문에 한 국가의 국민이나 한 도시의 시민으로 관리하기 어려운 대상이다. 대개의 경우 의료보험과 주민등록이 말소되었다. 그뿐만 아니라 주소가 일정치 않고 많은 빚과 신용불량, 가족해체 등으로 인해 쫓겨 다니는 신세여서 어떤 억울한 상황 속에서도 법적인 보호를 주장할 만한 형편이 되지 않는 경우가 많다. 이런 상황 속에서 노숙인에게 법적인 자격을 주고 국민이자 시민으로서 보호받을 권리를 명시하게 된 것이 〈노숙인법〉이 제정된 취지라 할 수 있다.

2. 노숙인 법의 내용과 그 의미는?

2013년 '노숙인 등'의 복지사업 안내 책자에 따르면 '노숙인 등'을 위한 복지사업의 기본 방향은 자립 및 사회복귀를 증진할 수 있도록 지원하는 것을 그 목적으로 한다.[66] 1970년대에 만들어진 법들의 연혁을 보면, 1970년 1월에는 부랑인의 신고, 단속, 수용·보호와 귀향 및 사후 관리가 목표인 법이 제정되었다. 1981년 10월에는 거리에서 배회하는 구걸 행위자를 단속 후 수용·보호하여 사회 저변층의 생계 보장과 명랑 사회 구현 및 사회안정 도모가 목표였다. 1987년 4월에는 〈부랑인 선도시설 운영 규정〉에서 형제복지원 사건 이후 부랑인시설 운영 개선과 수용·보호의 전문성 확보 및 직업 보도 강화 등을 목표로 했다. 2005년 1월부터 여러 차례 법 개정이 있었는데, 부랑인과 노숙인 보호시설 설치 운영 규칙 등을 만드는 것이 목표였다. 그러다가 2012년 6월 8일부터 〈'노숙인 등'의 복지 및 자립 지원에 관한 법률〉과 시행령이 시행되었고, 〈부랑인 및 노숙인 보호시설 설치 운영 규칙〉이 폐지되었다. 2011년 6월에 제정돼 2012년 6월에 시행된 〈'노숙인 등'의 복지 및 자립 지원에 관한 법률〉의 총칙에서 보면 이 법의 목적은 "'노숙인 등'의 인간다운 생활을 할 권리를 보호하고 재활 및 자립을 위한 기반을 조성하여 이들의 건전한 사회복귀와 복지 증진에 이바지하는 것을 목적으

---

66) 보건복지부, 〈제7차 전국결핵실태조사 결과보고〉, 보건복지부, 1995.
67) 법제처, 〈부랑인의 신고, 단속수용, 보호와 귀향조치 및 사후관리에 관한 업무지침(내무부훈령 제410호)〉, 국가법령정보센터, 1975.

로 한다."고 되어 있다.[67]

법의 변천사는 결국 사회 인식의 변천사, 즉 사회가 어떻게 변화하고 있는지를 반영하는 것 같다. 그래서 "국가와 지방자치단체는 노숙 등을 예방하고 '노숙인 등'의 권익을 보장하며, 보호와 재활 및 자활을 지원하기 위한 정책을 마련하여 '노숙인 등'의 사회복귀 및 복지를 향상시킬 책임을 진다."라고 명시되어 있다. 또한 "국가와 지방자치단체는 '노숙인 등'을 위한 지원사업을 원활히 추진하기 위해 관련 민간단체와 협력하여야 한다."고도 명시되어 있다.

위와 같은 법의 시행은 사실 과거 노숙인을 사회구성원으로 인정하기 힘들었던 우리 사회가 점차 시대적 변화에 따라 국가의 보호를 받을 합법적인 국민으로 인정한다는 표시라고 볼 수 있다. 장애인 법이 생기면서 장애인들이 사회 속에서 존재감을 드러낼 수 있었던 것처럼, '노숙인 등'도 법이 생기면서 사회구성원으로서 법적 보호를 받을 수 있는 존재감이 생겼다. 노숙인이지만 이 땅의 시민이기에 마땅히 정부가 제대로 돌봐야 하고 거기에 따른 예산과 정책이 만들어져야 한다. 여기까지 오기 위해서 지난 10여 년 동안 취약 계층을 위해 노력한 많은 인권운동가들과 종교인들의 역할이 있었고, 2011년 6월에 드디어 '노숙인 등'에 관련된 법안이 제정된 것이었다. 2012년 6월 이 법안이 시행된 후, 사회복지 현장과 공공 정책이 앞으로 더욱 전문화되어야 할 필요성이 있다는 것이 대체적인 반응이다. 사회 각계의 다양한 기관들과 전문가의 협력과 평가를 통해 반성과 발전을 이루어야 하는 숙제가 생겼다고 생각한다.

3. 의료취약계층의 규모는 어떠한가?

우리나라의 노숙인 포함 의료취약계층의 규모는 2011년 보건복지부의 〈주거취약계층전국실태조사〉에서 시행한 전수조사를 바탕으로 추정해 볼 수 있다. 노숙인을 포함한 취약 계층은 법적인 용어로 '노숙인 등'이라고 표현한다. 일단 〈노숙인복지법〉에서는 '노숙인 등'을 다음과 같은 범주로 정의하고 있다.

* 상당한 기간 동안 일정한 주거 없이 생활하는 사람
* 노숙인시설을 이용하거나 상당한 기간 동안 노숙인시설에서 생활하는 사람
* 상당한 기간 동안 주거로서의 적절성이 현저히 낮은 곳에서 생활하는 사람

1) 거리 노숙인과 시설 거주 노숙인

2011년 당시 전수조사에서 거리 노숙인의 수는 2,689명이었다.[68] 그중 남성이 2,473명이고, 여성이 201명이며, 성별을 확인하기 어려운 경우가 15명이었다. 지역별로는 서울 1,395명, 경기 366명, 대구 167명, 인천 122명, 대전 107명 순서였다. 수도권이나 광역시를 중심으로 많이 분포되어 있다. 전체 노숙인의 51.9%가 서울에, 경기 지역에는 13.6%로, 65% 이상의 거리 노숙인이 수도권 지역에 밀집되어 있다. 2011년 당시 노숙인시설에 거주하는 인원은 총 11,304명이었

---

68) 보건복지부, 《노숙인 복지 및 자립지원 종합계획 수립에 관한 연구》, 2012.

다. 이 중 부랑인시설^{현 노숙인 요양시설}에 입소한 인원은 8,160명으로 전체의 72.2%, 노숙인 쉼터^{현 노숙인 자활시설}에 입소한 인원은 2,636명으로 23.3%였고, 노숙인 상담보호센터의 응급 잠자리를 이용한 인원은 508명으로 4.5%였다. 노숙인시설 거주자 성별 구성은 남성이 73.6%, 여성이 26.4%이다. 응급 잠자리의 경우는 남성의 비율이 99.6%이고 노숙인 쉼터 역시 남성이 92.6%를 차지했다. 이에 반해 부랑인시설 즉 중증 장애인들이 생활하는 노숙인 요양시설 내에서는 여성 이용자 수가 2,790명으로 34.2%에 이른다. 이는 여성이 중증 장애가 있는 경우가 더 많거나 노숙으로 거리를 돌아다니는 경우 그 수를 파악하기 어렵기 때문이라고 볼 수 있다.

2) 거리, 시설 노숙인 이외의 주거 취약 계층

쪽방, 여관, 여인숙, 고시원 등은 주거로서의 적절성이 현저히 낮은 대표적인 유형이라고 할 수 있다. 이밖에도 주거 취약 계층에 대한 조사에 비닐하우스촌, 컨테이너, 움막 등에 사는 사람들이 포함되어 있지만, 이곳에서 생활하는 사람들은 '노숙인 등'에 포함되지 않는다. 이들은 정책에서 가장 주목하는 대상인 거리, 시설, 비숙박용 다중이용업소[69]와 쪽방 등을 번갈아 이용하면서 회전문현상을 나타내는 대상군과의 관련성이 상대적으로 낮아 '노숙인 등'에 포함되지 않은 것으로 보인다.

이와 같은 기준에 따라 시행한 2011년도의 조사를 보면 전국의 '노숙인 등'에 해당되는 주거 취약 계층의 규모는 219,127가구, 222,071

---

69) 비숙박용 다중이용업소란 PC방, 만화방, 찜질방 등을 의미한다.

명이며 이것이 현재 확인할 수 있는 〈노숙인복지법〉에서 다루고 있는 정책 대상의 규모라고 볼 수 있다. 여기에 거리 노숙인 2,689명, 노숙인시설 거주자 11,304명, 비숙박용 다중이용업소 거주자 62,453명, 쪽방이나 여관, 여인숙, 고시원 거주자 145,625명이 포함된다.[70] 이런 정의를 구체적으로 어떻게 적용할 것인지에 대해서는 논란의 여지가 있지만 그래도 2011년 보건복지부의 〈주거취약계층전국실태조사〉에서 확인할 수 있는 주거 취약 계층의 현황이다.[71]

3) 노숙인 정책 대상의 규모

전통적으로 가장 핵심적인 정책 대상 집단인 거리 노숙인과 노숙인시설 거주자의 규모는 13,993명이다. 이 집단과 연관성이 매우 높고 이 집단으로 유입될 가능성이 현저하게 높으면서 상당히 열악한 거처에서 장기간 생활하는 이들을 '노숙인 등'의 규모로 볼 경우, 그 규모는 222,071명에 이른다. 이는 정책을 만드는 입장에서 핵심적으로 생각하는 집단시설 생활과 거리 노숙의 약 16배에 이르는 숫자이다. 그리고 실제적으로 정책의 대상은 222,071명을 염두에 두는 것이 맞다고 생각한다. 이것이 2011년 보건복지부의 〈주거취약계층전국실태조사〉이며 전국 노숙인 일시 집계조사에서 확인할 수 있는 주거 취약 계층의 현황이다.[72] 이것이 바로 〈노숙인복지법〉에서 다루게 될 정책 대상의 규모라고 보면 된다.

---

70) 보건복지부, 〈노숙인 복지 및 자립지원 종합계획 수립에 관한 연구〉, 2012, 10쪽.
71) 같은 책.
72) 같은 책.

과거에는 부랑인과 노숙인으로 분리되어 행정과 재정 처리에 혼란을 빚었었는데, 2011년 6월 7일 제정된 〈노숙인 법〉에 따라 '노숙인 등'이라는 더 폭넓은 개념으로 합쳐져 가난한 사람들이 이 대상 안에 포함되게 되었다. 과거부터 있어 온 생활보호대상자와 의료급여 관련 법처럼, 국가가 이 '노숙인 등'에 포함되는 사람들을 이 땅의 국민으로서 보호할 책임을 가지게 되었다는 것을 명시하게 된 것이 '노숙인 등'에 관련된 법의 의미라고 볼 수 있겠다. 많은 시행착오를 겪으면서 체계를 잡아가는 데 시간이 걸릴 것이다. 하지만 법 제정을 통해 노숙인을 포함한 취약 계층을 국가가 책임지고 보호해야 할 대상으로 인정하고 이들에게 법적 자격을 준 것은 긍정적인 변화이다.

—
4. 노숙인 정책의 한계는 여전하다

1) 노숙인 정책의 근원적 측면–인식 전환의 필요성

과거 부랑인 정책은 일제 강점기 나병환자 정책을 바탕으로 한 소록도의 격리시설 관련 정책에서 그 정신적 뿌리를 찾을 수 있다. 과거에는 부랑인에 대해 신고와 단속, 수용·보호 위주의 초기 정책이 실시되었다. 그러므로 당시 부랑인은 복지 정책의 대상이라기보다는 통제의 대상이었다. 사회에 잠재적 위험이 되는 사람들을 단속하고 격리하는 사회 방위적 활동이었다고 볼 수 있다. 소록도, 형제복지원, 자유의집, 삼청교육대 등 같은 정신적 뿌리를 가진 집단 수용시설이라고 볼 수 있는 곳들은 비슷한 양상의 인권침해 현장이었다.

그러던 것이 1997년 IMF 이후 노숙생활을 하는 사람이 갑작스럽게 증가하면서 시급하게 보호 대책을 만들게 되었다. 그중 하나로 노숙인 쉼터를 만들어 거리로 쏟아진 노숙인에게 임시적인 잠자리를 제공했다. 이때 만들어진 정책들이 바로 노숙인 정책이다. 부랑인 정책과 노숙인 정책은 그 출발점이 달라서 상호 연계 없이 단절되어 있었다. 동일한 대상에 대한 지침이었으나, 실질적으로는 하나의 체계로 작동하지 못했다. 이런 상황에서 〈노숙인복지법〉이 제정되었다. 법 제정 이후 노숙인 정책으로 인한 현장의 변화가 일어났다. 앞으로 종합적이고 장기적이고 계획적인 접근이 요구되는 상황이다.

정책의 근원적 문제는 노숙인 정책이 부랑인 정책처럼 사회질서 유지 차원에서 개입되어 왔던 역사로 인해, 통제와 억압의 인식이 정책 속에 녹아 있다는 것이다. 우리 사회에서 부랑인과 노숙인의 형성 배경이 좀 다름에도 불구하고, 부랑인에 대한 사회 인식을 바탕으로 노숙인에 대한 사회 인식이 생겨났다. 사실 노숙인과 부랑인은 구분하기 어렵다. 한 사람이 노숙인처럼 살다가 부랑인처럼 살기도 하고, 같은 사람이 노숙인시설에 있다가 부랑인시설에 있기도 한다. 부랑인과 노숙인에 대한 사회 인식, 즉 일반 시민들의 인식 또한 정치와 사회의 변화로 인해 서서히 변해 왔다. 어쩌면 이들을 격리 대상이라고 생각하는 우리 안의 인식의 잔재가 노숙인이나 부랑인을 돕는 현장에 깔려 있는 가장 큰 문제일지도 모른다. 이 문제를 해결하기 위해서는 사회 전반에 깔려 있는 인식이 변화되어야 한다.

2) 다양한 노숙인 사업들 간 연결성 부족

노숙인시설에는 노숙인 종합지원센터, 노숙인 일시 보호시설, 노숙인 자활·재활·요양시설, 노숙인 급식시설, 노숙인 진료시설, 쪽방상담소가 포함된다. 그리고 노숙인지원서비스에는 거리 노숙인 응급지원, 주거지원, 급식지원, 의료지원, 고용지원 서비스 등이 있다.

노숙인의 지역사회 재정착을 위해서 주택을 비롯해 다양한 물품과 서비스가 함께 확보되는 것이 우선적으로 중요하다. 현재 현장에서 가장 어려운 것이 노숙인 회전문현상을 막아 재再노숙에 이르지 않도록 한 사람을 아주 장기간 지속적으로 보호하는 것이다. 왜냐하면 현 노숙인 정책에서는 노숙인 진료시설 혹은 노숙인 생활시설 퇴소 이후의 지원 체계가 없어, 노숙인들이 다시 거리로 나서 홀로 노숙하기를 반복하고 있기 때문이다. 대부분의 경우 이 시설 저 시설을 전전하거나 여러 시립병원으로 옮겨 다닐 수밖에 없는 상황이다. 이렇게 옮겨 다니는 동안 중간 단계에서 잠시 쪽방과 고시원에서 살게 되는 경우가 흔하다. 그렇게 살아가는 삶을 여러 차례 반복하도록 방치할 수밖에 없는 것이 현재 노숙인 관련 정책의 한계라고 생각된다.

노숙인 자활을 목적으로 하는 다양한 노숙인시설과 단체들이 있다. 이에 수반하는 다양한 사업들도 많다. 그러나 단체 간 상호 협력과 연결이 그렇게 쉽지 않을뿐더러 한 사람을 끝까지 지속적으로 장기간 돌보기도 어렵다. 각 노숙인시설은 노숙인들이 자신들의 시설 내에 있을 때만 관리가 가능한 경우가 많다. 국가 예산으로 지원하는 노숙인의 머릿수를 늘리기 위해, 노숙인 한 사람을 장기적·지속적으로 지원할 수 없게 되어 있다고 해도 과언이 아니다. 한 사람의 자활은 그렇게 단시간에 이뤄지는 것이 아니다. 예를 들어 자활근로를 1년 중에 몇 개월 이상 한 사람은 더 이상 그해에는 자활근로를 할 수 없도록 되어 있다. 월 40만 원 되는 급여를 1년 중에 10개월만 받고 한두 달은 쉬어야 한다거나, 그 다음 해에 동일 인물은 자활근로를 못 하게 하는 등의 문제가 발생한다. 노숙인이 자활근로를 10개월만 하면 자활이 될 것이고, 그 후 사회로 들어와 새사람이 될 것이라는 기대 자체가 잘못된 것이다. 임시주거지원도 마찬가지이다. 임시주거 두 달 비용인 60만 원 정도를 지급받은 사람은 두 달 이후에는 임시주거 비용 대상자가 될 수 없다. 이러한 정책들로 주거와 근로를 제공했다고 보기는 힘들다. 오히려 조금 지원하고 생색만 내는, 힘든 사람을 더 힘들게 만드는 것으로밖에 보이지 않는다.

노숙인의 경우 근본적으로 주거의 상향 이동이 어려운 상황이다. 대개는 노숙인이 된 순간 거리와 시설, 쪽방과 병원을 맴도는 회전문 현상을 벗어나기가 어렵다. 현재의 노숙인 관련 정책은 이를 반복하다가 그 회전문의 한 지점에서 죽기 쉽게 만들어졌다고 볼 수 있는 부분도 있다. 이 문제를 해결하기 위해서는 노숙인 정책 현장의 각 영역 간 긴밀한 소통과 네트워크 형성이 절실하다. 겉으로 보기에는 노숙인 관련 단체들이 여러 가지 사회운동을 위해 함께 협동적으로 네트워크를 형성한 것처럼 보인다. 하지만 만약 개별 단체들의 사업 성과와 공공 예산, 민간 후원금 획득과 관련하여 경쟁이 붙으면 얘기는 달라진다. 노숙인 한 사람의 재활을 위해 한마음 한뜻으로 협력하는 것이 쉽지 않다. 각 단체마다 자신들의 사업 성과를 올리는 것과 후원금 및 국가 예산 확보가 더 중요하기 때문이다. 그러므로 한 사람의 제대로 된 사회복귀를 위해서는 다양한 일을 하는 다양한 단체들의 지속적이고 인격적인 협력이 필요하다.

3) 노숙인 문제에 대한 통합적 이해 부족

　노숙인의 질병 양상에서 언급했듯이, 노숙인의 질병과 그에 따른 여러 가지 문제는 한마디로 총체적이라고 할 수 있다. 질병, 주거, 일자리 및 인간관계 훈련과 재활을 위한 실제적인 준비가 총체적으로 준비되어야만 다룰 수 있는 문제라는 말이다. 버려진 아이를 키우는 일보다 한 명의 노숙인을 재활시키는 일이 더 어려운 것 같다. 버려진 아이들은 어리기 때문에 입양이 되어도 상대적으로 새로운 부모를 진심으로 받아들이기가 쉽다. 노숙인들도 사실 버려진 아이들과 정신적·육체적으로 똑같은 상황이다. 하지만 어느 누구도 이 사람들을 새로운 가족으로 받아들이기는 어렵다. 또한 노숙인 스스로도 누군가를 자신의 새로운 가족으로 받아들이려 하지 않는다. 이제 와서 새로운 가족관계를 형성하거나 새로운 인간관계를 만든다는 것 자체가 쉽지 않기 때문이다.

　현재의 노숙인 정책과 관련한 시설들과 병원들은 노숙인 문제를 총합적으로 보지 않고, 단편적으로 한 가지만 지원하는 것을 원칙으로 하는 경우가 대부분이다. 노숙인을 진료할 때는 정신과적 질환과 내과적 만성질환 모두를 같이 다뤄야 하는데, 시립병원 중 전체 영역을 모두 다룰 수 있는 병원은 많지 않다. 각 시설들도 마찬가지로 한 가지 영역에만 모든 역량을 쏟아부어 사업을 진행하고자 하는 경향이 있다. 이는 결국 노숙인의 총체적인 문제는 현재 존재하는 다양한 기관들의 긴밀한 협력을 통해서만 해결할 수 있다는 것을 의미한다. 그러나 실제적으로 이 기관들의 긴밀한 협력은 쉽지 않다. 네트워크를 구성하고 협력한다는 것은 주어진 업무 외에 보이지 않는 많은 수고가 요구되는 일이기 때문이다. 기관 간에 협력이 잘 되려면, 노숙인의 재활과 사회복지에 대한 공통의 목표가 분명히 공유돼야 한다. 각 기관들의 목표가 노숙인 한 사람의 재활보다 사업의 확장과 성공에 있다면 (물론 겉으로는 그렇게 말하지 않는다.) 실제로 네트워크와 협력에 많은 장애가 발생하게 된다.

—

5. 노숙인 집단생활시설의 한계는 무엇인가?

1) 집단생활시설 자체의 한계

2005년에 서울역사에서 생활하는 거리 노숙인 149명을 대상으로 진행한 〈노숙인인권실태조사〉 내용을 참고하여 이야기하고자 한다.[73] 노숙생활 동안 쉼터나 부랑인시설 입소 경험 여부에 대해 질문한 결과, 약 54%가 시설생활의 경험이 있다고 응답하였다. 이들은 최소 1개월부터 최대 56개월까지 평균 11개월 동안 쉼터^{시설}에 입소해 생활한 것으로 나타났다. 시설 입소 생활자들의 시설 만족도를 살펴본 결과, 만족하지 않았거나 그저 그랬던 경우가 70.5%(만족하지 않음이 34.6%, 그저 그랬음이 35.9%)로 나타났다.

---

73) 국가인권위원회, 《시설 입소 노숙인의 인권현황과 개선방안에 관한 정책토론회》, 국가인권위원회, 2009, 79쪽.

시설생활 경험자들의 불만족 사유를 살펴보면, "함께 생활하는 사람이 다양해 적응이 어려웠다."가 1순위로 나타났고, "따라야 할 규칙이 너무 많다.", "자립에 필요한 시간과 도움이 불충분했다.", "군대 내무반식 생활로 사생활 보장이 전혀 안 되고 있다."의 순서로 나타났다. 시설생활 경험자들의 시설 퇴소 후 주거 이동 경로를 볼 때, 민간 임대주택이나 공공 임대주택으로의 상향 이동은 거의 없는 것을 발견할 수 있었다. 이것은 노숙인 쉼터 이후에 안정된 상향 주거로의 이동 경로가 부재함을 의미하는 것이다. 설문에 의하면 시설 퇴소 후 확보한 주거는 거리(35.5%), 무보증 월세(쪽방, 고시원 등 27.7%), 일세(쪽방, 만화방, 사우나 등 23.7%), 보증부 월세(4.0%), 친구나 친지 집 더부살이(2.6%), 직장 내 숙소(2.6%), 기타(3.9%)로 나타났다. 이는 결국 쉼터, 거리, 무보증 월세, 일세 등을 계속 회전하는 회전문현상이 지속되고 있다는 것을 드러내는 결과라고 볼 수 있다. 물론 노숙인의 문제가 대부분 총체적이라 임대주택을 준 경우에도 그 집에 적응하지 못하고, 그 집을 쪽방보다 못한, 사람이 살 수 없는 집으로 만들어 낼 위험은 항상 있다. 결국 주거를 제공한다는 것은 주거만 달랑 주는 것이 아니라, 노숙인이 그 주거에서 살아가는 방법을 배울 때까지 지켜보고 돕고 관찰해야 함을 의미한다.

현실적으로는 쉼터에서 나오면 다시 거리나 고시원, 쪽방으로 가게 된다. 쉼터에서 거리로 나오지 않고 곧바로 임대주택으로 연결되기는 어렵다. 왜냐하면 임대주택이 턱없이 부족하기 때문이다. 임대주택도 쉐어하우스나 의료안심주택 등 다양한 형태로 발전시켜야 한다. 주거정책이 노숙인 쉼터의 퇴소 이후에 직접 연결되는 방향으로 정책을 만들어야 할 필요가 분명히 있다. 사실 우리 사회 전체에 하우스푸어가 너무나 많다. 열심히 살고자 노력하지만 집이 없어 힘든 사람들에게 공공 정책으로 집을 제공하기도 힘든 상황이다. 이런 상황 속에서 노숙인들에게 노숙인 쉼터에서 곧장 연결되는 주택을 제공하는 일에 일반 국민들의 동의를 얻기란 쉬운 일이 아니다. 그렇기 때문에 반드시 사회적인 인식 변화와 합의가 필요하다. 사실 일반인들의 주거 문제도 해결하기 어려운데, 노숙인 주거 문제까지 해결해야 한다는 것은 많은 논란이 예상되는 부분이다.

사회복지생활시설에서는 종종 인권침해 논란이 벌어지곤 한다. 사회적으로 쟁점이 되었던 생활시설에서의 인권침해 사건의 주제는 다양했다. 강제 구금, 강제 노역, 폭행, 성폭행, 강제 두발 정리, 강제 불임 시술, 외부와의 통신 제한, 국가나 민간의 비용 횡령, 종교의 자유 침해, 외출의 제한뿐만 아니라, 심지어는 살인이나 암매장 사건 등도 나타난 바 있다.[74] 노숙인에 대한 사회적 논의 중에 빠지지 않는 것이 '인권'이다. 이것은 우리 사회에서 가장 인권이 무시되는 사람들이 노숙인이라는 방증이다. 그러나 동시에 이들의 인권에 대한 중요성을 사회가 어느 정도 인식하기 시작했다는 것을 의미하는 것일 수도 있다. 더불어 일제시대의 '소록도'에 갇혔던 나병환자들과 같은 '사회적 배제'가 현재 노숙인들에게 그대로 적용된다는 것을 의미하는 것이기도 하다. 과거의 영화숙, 재생원, 형제복지원 같은 수용시설들이 일제시대와 군사정권 시절뿐만 아니라 지금까지도 어디엔가 존재한다는 것을 의미하기도 하는 것이다. 인권이 유린되는 현장에서 인권에 대한 깊은 관심과 고민

---

74) 같은 책, 47쪽.

이 일어나게 되는 것이 인지상정 아니겠는가.

필자가 지난 14년 동안 만난 노숙인들의 이야기에 따르면, 노숙인 관련 다양한 시설에서 과거의 영화숙, 재생원, 형제복지원을 연상시키게 하는 비슷한 인권침해 사건이 수시로 일어났었다고 한다. 지금은 많이 변했음에도 불구하고 여전히 그러한 잔재들이 남아 있다는 것을 쉽게 들을 수 있었다. 그 당시 나병환자들과 부랑인을 바라보던 사회와 시민들의 시각이 현재 노숙인을 바라보는 시각과 근본적으로는 큰 차이가 없다는 사실이 중요하다. 대부분의 사람들이 자신의 시야에서 노숙인들이 사라지길 바라는 마음을 가지고 있다는 것이 중요하다. 이러한 시각을 바탕으로 부랑인들의 격리 및 수용을 위한 법적 기반이 만들어지기 때문이다. 그리고 국가는 국민 대중들의 인식에 힘입어 부랑인들을 격리의 대상으로서 규제할 수 있는 통제권을 발휘하는 것이다. 그러므로 대부분의 인권 문제의 뿌리는 과거 나병환자에 대한 인식처럼 어떤 특정한 그룹(예를 들면 흑인, 유태인 등과 같은 특정 인종 전체)을 집단적으로 치워 버리거나 동등한 시민으로 대하고 싶지 않은 대중들의 그 공동체적인 무의식, 즉 '인종주의'를 바탕으로 파생되었던 인권 문제라고 볼 수 있다. 이는 그 대상이 노숙인일 때도 다르지 않다.

2) 집단생활시설에 대한 전문적 평가의 중요성

사회복지시설의 문제를 생각해 보면, 노숙인 인권 문제는 모든 종류의 집단시설과 관련된 것이라고 할 수 있다. 어떤 종류의 집단시설이든 간에 군대나 기숙사 등을 포함하여 단체로 숙식과 일상생활을 함께 하는 곳에서는 반드시 집단생활을 위한 원칙과 규제가 필요하다. 어느 곳에서나 집단생활에 잘 적응하기 어려운 유형의 사람들은 존재하기 마련이다. 이런 사람들은 특별히 문제가 많아서라기보다는 개인 성향의 차이라고 보는 것이 맞다. 또한 사생활을 중요시하는 요즘 젊은 노숙인들은 집단생활과 규칙에 더욱 어려움을 느낀다. 물론 어떤 종류의 시설이든 각 시설마다 운영 규칙이 필요한 건 사실이다. 더욱이 음주나 특정 행동 등 타인의 육체 및 정신 건강에 악영향을 끼칠 수 있는 것들을 통제할 규칙은 불가피하다. 현재 운영되고 있는 노숙인시설들 중 많은 곳의 운영 규칙은 우리 사회의 통념과 상식에 비추어 큰 무리가 없는 곳도 많다. 그러나 각각의 쉼터와 노숙인시설들이 가지고 있는 개별적 규칙이 정말 사회복지서비스를 받는 노숙인들의 재활에 도움이 되는 것인지 아니면 그냥 규제만 하고 있는지에 대한 지속적이고 단계적인 면밀한 평가는 필요하다고 생각한다.

3) 집단시설들의 열려 있는 운영의 필요성

좀 더 많은 노숙인시설들이 좀 더 열려 있는 구조가 되어야 평가가 가능할 것 같다. 사회 전반적으로 노숙인, 고아, 장애인 관련 시설들을 모두 혐오시설로 생각했던 과거에는, 그 근처에 가서 무엇인가를 평가하고 들여다보는 것 자체도 혐오했었다. 그래서인지 정부 역시 그러한 시설들이 폐쇄적이고 독선적인 체계로 움직이도록 방조해 왔던 것이 사실이다.

게다가 노숙인이나 장애인 등 이미 소외받아 왔던 사람들과의 상담과 의사소통을 통해서 그들 자신이 자신의 결정을 스스로 이끌어 내는 과정은 그렇게 단순하고 쉬운 것이 아니다. 노숙인의 상당수가 정신적으로나 육체적으로나 많은 문제를 가지고 있다. 그리고 장기간 반복적으로 인권침해를 겪으면서 정서적으로도 많이 위축되어 있는 상태이기 때문에 스스로 결정을 내리는 데 많은 어려움을 겪고 있다.

그러므로 노숙인시설 내의 사람들이 다양한 자원봉사자들과 다양한 네트워크를 통해 다양한 사람들을 경험해야 한다. 그럼으로써 시설 내의 다양한 프로그램과 운영 방식이 여러 사람들에게 노출되도록 해야 한다. 물론 노숙인 관련 시설들이 자원봉사나 네트워크의 영역만으로 운영되기는 어렵다. 그러나 가능한 한 지속적이고 다양한 자원봉사자들을 확보하고, 네트워크도 많이 확보하는 구조가 되어야 한다. 그래야 실질적으로 조직과 시설 전체의 변화가 가능하고 열려 있는 운영을 할 수 있게 된다.

—
6. 사회복지서비스의 한계는 무엇인가?

1) 사회복지서비스의 관료적 문제

여러 가지 사회복지서비스를 제공할 때, 공공 자원과 민간의 후원을 받고 있는 시설 관리자나 상담자가 서비스를 받으러 온 노숙인들에게 서비스를 줄 수도 있고 주지 않을 수도 있다. 이는 노숙인들 입장에서는 상당히 큰 권력으로 보일 수 있다. 사회복지사나 간호사 등 상담 종사자들은 스스로를 그저 단순한 정보 제공자 혹은 안내자라고 생각하기 쉽다. 노숙인 등이 다양한 사회복지서비스를 연계받도록 단순히 정보 제공의 역할만 하는 것이라고 생각하기 쉽다는 말이다. 그러므로 노숙인들 입장에서는 이들을 권력을 가진 사람들로 생각할 수 있다.

공공 재정과 제3자의 후원금을 가지고 마치 자신의 돈으로 돕고 있는 것처럼 노숙인들 앞에서 하늘 높은 권세를 내세우는 경우도 종종 있다. 공급자들 자신의 감정에 따라 노숙인들에게 서비스를 제공하거나 거절하는 경우도 있을 수 있다. 이런 경우 노숙인은 사실상 이 상담자와 관계를 잘 맺어야만 무상 의료, 무상 의식주를 제공받을 수 있는 상황에 놓이게 된다. 이런 상황 속에서 상담자들의 권력이 절대적이라고 느끼지 않을 사람은 없을 것이다. 노숙인들이 받고자 하는 사회복지서비스는 의식주와 무상 의료를 포함한다. 이는 생존에 불가피한 엄청난 서비스다. 생존 그 자체라고 할 수 있다. 그럼에도 불구하고 사회복지서비스 제공자들은 자신과 관계를 잘 맺을 수 있는 사람에게 우선적으로 서비스를 제공할 가능성이 높다. 실질적으로 현장에서는 사회복지서비스를 제공하는 사람들 스스로가 인식하든 못 하든 간에 얼마든지 권력을 남용할 수 있는 여지가 있다. 인간이기에 충분히 그렇게 할 수도 있다.

그런 연유로 사회복지 수혜 대상자와 상담자들 사이에 싸움이 비일비재하게 일어난다. 실제로 현장에서 상담자 개인의 역량에 따라 노숙인들을 위한 지원 양상은 많은 차이가 날 수 있다. 그것은 결국 노숙인들의 재활과 사회복귀에 아주 커다란 영향을 줄 수 있다. 어떤 상담자와 어떤 관계가 형성되느냐에 따라 사회복지서비스의 진행 여부가 결정되며, 재활의 성공 여부가 걸린 기초를 결정하기 쉽다. 결국 상담자, 사회복지사, 의료 인력들 개개인의 역량은 대상자client와의 관계 형성 능력, 설득 능력에 따라 천차만별의 결과를 만들어 내게 된다. 이것은 의료 영역을 포함한 사회복지 영역 전반에서 현격하게 드러나고 있다.

물론 정보를 준다고 해서 사회적 능력이 결핍된 노숙인들이 그 정보를 제대로 활용하여 혜택을 제대로 누릴 수 있을지는 별개의 문제이다.

2) 외국의 사회복지서비스 기준

미국의 COA Council on Accreditation of Services for Families and Children [75]에서도 노숙인 쉼터는 단지 노숙인이 시설에서 생활하기에 적절한 생활 유지만을 제공하는 곳이 아니다. "취약한 상태에 있는 사람들의 즉각적인 생존 욕구를 충족시키며, 이들의 대처 능력과 의사 결정 능력을 향상시키고, 지역사회 안으로 재통합하기 위한 계획 과정을 지원하는 통합된 프로그램 요소들을 갖추어야 한다."고 보고하고 있다. 여기서도 가장 중요한 것은 사회복지서비스의 목표가 지역사회로의 복귀 지원을 위한 것이라는 점이다.

미국에서 500명의 노숙 경험자에 대한 질적 조사를 통해서 이들이 노숙인 복지서비스를 어떻게 인식하고 있는지를 조사하였다.[76] HMIS Homeless Management Information System 등 전산화된 양적 성과 체계에서의 조사 결과와는 달리 이들은 실무자나 서비스 제공자와의 상호 관계에 대한 묘사에서도 압도적으로 많은 사람들이 부정적인 감정을 경험하였다고 표현하였다. 자신이 공개적으로 대상화되고 무능력한 존재로 취급받았다고 느끼고 있었다. 그러면서 이에 대한 분노의 감정을 표현하

---

75) COA에서는 쉼터를 포함한 사회복지생활시설에서 갖추어야 할 서비스 기준을 제시하고 있다.

76) Council on Accreditation of Services for Families and Children, "Manual for Agency Accreditation", *Service Standards,* vol.2, (COA, 1992).

77) Hoffman L. & Coffey B., "Dignity and Indignation: How people Experiencing Homelessness View Services and Providers", *The Social Science Journal 45,* 2008.

였다. 그리고 이들 중 상당수가 자기 존중감이나 존엄성을 지키기 위해서 복지서비스 체계의 이용을 중단한 경험이 있다고 보고하였다.[77]

3) 현장 활동가들을 위한 멘토의 필요성

연구자들은 이러한 현상의 원인을 노숙인 개인의 심리적 취약성이나 인지 능력의 장애가 아니라, 사회복지서비스 제공자들과 그 서비스를 받는 당사자들, 즉 노숙인이나 취약 계층 사람들 간의 불평등적인 관계로부터 야기되는 것으로 보았다. 이는 서비스 제공자나 대상자들의 개인적인 특성과는 무관하게 서비스 자체의 관료적 체계로 인해 나타나는 필연적인 결과일 수도 있다는 말이다.

미국에서는 사회복지서비스의 양적 성과를 요구하는 관료적 체계에서 좀 더 존엄성을 존중할 수 있도록 사회복지서비스 상담 과정 자체의 증진에 대한 질적인 전문성이 강조되고 있다. 사회복지서비스도 의사와 환자의 관계를 통한 의료서비스와 마찬가지로 사회복지사라는 인간과 노숙하는 인간의 의사소통을 통해서 이뤄지게 된다. 의사소통의 장애는 반드시 노숙인 쪽에만 있는 것이 아니다. 사회복지 상담자들, 사회복지서비스 제공에 종사하는 이들도 같은 인간으로서 (노숙인에 비해 문제가 덜 심각할 수는 있지만) 감정적·정신적으로 많은 문제를 가지고 있을 수 있다. 어쩌면 의사와 환자 간 의사소통의 문제도 비슷한 문제라고 볼 수 있다. 상담 직종에 종사하게 된 동기를 보면, 대개 과거 큰 상처를 경험한 사람들이 자신보다 더 힘들어 보이는 사람들을 돕는 일에 종사하는 경향이 많다. 그렇기 때문에 서비스 제공자와 수혜자 간의 상호작용 도중 각자 과거의 상처와 경험이 이들 사이에 많은 문제와 갈등을 야기하는 근원적 요소가 될 수도 있다. 때로는 그것이 문제해결을 위해 더 좋은 역할을 하는 경우도 있지만, 상담자가 이를 알아차리고 인정하기 전까지 한동안은 악영향을 끼치는 경우가 더 많을 수 있다.

정신과 의사의 경우 늘 정신과 환자들을 대하기 때문에 주기적으로 동료 의사들을 통한 정신과적 상담을 필요로 한다. 물론 실제로 늘 그렇게 하고 있는지는 필자도 정확하게 알지 못한다. 마찬가지로 정신과적 문제가 많은 노숙인들을 대하는 모든 영역의 상담자들도 상담이 필요하리라 생각된다. 의료취약계층 환자들은 일반 환자들보다 더 많은 정신적 문제를 복합적으로 가진 경우가 많이 있기 때문이다. 따라서 이들을 대하는 상담자들의 정신 상태에 대한 평가와 지지는 주기적으로 필요하다. 상담자들의 정신 건강을 위한 슈퍼바이저나 멘토가 반드시 필요하다. 더욱이 이러한 슈퍼바이저나 멘토는 상담자와 수혜자의 관계 형성을 도와줄 수도 있다. 현실적으로 쉽지 않은 부분이나, 정책을 만들 때나 실제로 사회복지 관련 일을 할 때 사람을 키워 내는 일이 더 중요하다는 것을 잊지 말아야 한다. 상담자 한 명을 제대로 키워 내는 것이 가장 중요하다.

–
7. 노숙인 스스로의 취약성도 문제다

노숙인은 어려운 경제 여건과 질병 및 장애를 가지고 있고, 사회적 관계 형성 능력 등이 부족해 다양한 영역에서 만성적인 인권침해를 당하고 있다. 대부분 어떤 저항 없이 그냥 만성적으로 적응하고 사는 편이다. 인권침해에 대한 만성적 적응은 스스로에 대한 일정한 낙인, 가치 절하와 우울감 때문에 예측 불가능한 공격성으로도 종종 나타날 수 있다. 이런 상황이 노숙인의 재활을 반복적으로 막고 있다고 볼 수 있다. 또한 사회복지 실천에서 중요한 원칙 중 하나인 복지 수혜 대상자의 자기 결정self determination을 위해서는 복지 수혜 대상자가 알아듣고 받아들일 수 있는 충분한 정보가 제공되어야 한다. 더불어 이후 복지 수혜자가 스스로 결정해야 하는 과정이 필요하다. 그러나 공급자와 수혜자 간의 의사소통 자체에 이미 어려움이 있어 다음 단계로 진행 자체를 못 하는 경우도 있을 수 있다. 물론 분명 노숙인 쪽에도 의사소통의 문제가 많이 있다. 각각의 의사소통의 수준에 따라 충분한 정보의 제공 자체가 어려울 수도 있고, 이 과정에서 쌍방의 의견 차이와 갈등이 수시로 일어날 수 있다.

또 하나의 어려움은 대부분의 노숙인 환자들이 거리, 무보증 월세와 일세방, PC방, 사우나, 한시적인 자활근로와 병원생활까지 여러 가지 형태의 주거로 바꿔 가면서 살아간다는 것이다. 앞에서 여러 번 언급했듯이 이를 노숙인의 '회전문현상'이라고 부른다. 필자는 한 명의 노숙인을 10년 이상 관찰하면서, 회전문현상을 겪고 있는 이 환자가 회전문 현상의 각각 다른 시점에 있을 때의 다양한 모습들을 보았다. 대부분 결국 회전문의 한 지점에서 죽었다. 당연히 사회복귀나 재활은 불가능한 상태에서 죽었다. 가족에게 돌아가거나 새로운 형태의 가족에 마음을 붙이고 살아가는 경우는 손에 꼽을 정도로 적은 숫자에 불과했다.

비록 이렇게 사회복귀 없이 죽는다 해도 회전문 속에 살고 있는 노숙인들에게 생존에 필요한 의식주와 의료서비스를 제공하는 것은 사회의 가장 기본적인 안전망으로서 반드시 필요한 부분이다. 그러나 역시 거듭 생각해도 노숙인에게 가장 중요한 부분은 임대주택 같은 주거로의 상향 이동이라고 생각한다. 이때 임대주택 자체의 공급도 어렵지만 가장 근원적인 문제는 임대주택을 주어도 홈리스^{homeless}들이 (하우스리스^{houseless}가 아니기에) 본인이 새로운 홈^{home}을 형성하고 유지할 능력을 잃었다는 것이다. 또한 이런 사람과 함께 가정을 대신할 공동체 혹은 이웃으로 존재해 줄 사람들을 찾는 게 어렵다는 것도 중요한 문제다.

가장 큰 문제는 의식주와 의료를 해결해 주려는 정책이 과거 일제강점기 때부터 존재했던 대규모 시설의 형태로만 해결하고자 하는 것이다. 지난 세월 동안 관공서에서 관리가 편한 방식으로 비슷한 형태의 시설들을 운영하는 제도들을 지속적으로 반복해 왔다.

노숙은 가정이 깨지면서 시작된 일이기 때문에 노숙인의 사회복귀를 위해서는 근본적으로 새로운 가정이 다시 만들어져야 한다. 그러나 실제로 이렇게 되기는 어렵다. 아니면 가정을 대체할 만한 온전한 공동체를 만나야 하는데 그것도 쉽지 않다. 노숙인을 위해서 가족이 되어 주는 마음으로 지속적으로 대가를 지불할 공동체가 필요하다. 결과적으로 노숙인 한 사람의 사회적 통합은 한 아이를 키우는 것처럼 오래 걸리고 어려운 일이다. 그러나 이것이 어렵다고 해서 편하게 반복적으로 옛날 정책들을 그대로 고수하는 것은 재정과 인력 낭비에 지나지 않는다. 이제 〈노숙인 법〉도 생기고, 사회 인식의 변화도 시작되었다. 앞으로 더욱 진정성 있는 변화가 요구된다.

제5장

노숙인 지원
정책과
사회적 해결
방안 제안

필자는 지난 14년 동안 노숙인 환자들의 질병과 삶에 대해 고민했다. 일단 과학적인 근거로 제시할 만한 자료를 얻기 위해서 근로능력평가진단서 955건을 바탕으로 하여 환자 질병에 대한 데이터베이스를 중심으로 질병 관리 가이드라인을 만들었다. 노숙인 관련 정책을 제안하는 다양한 분야의 많은 팀들이 이미 있고 나름 제대로 하려고 애쓰고 있다고 생각한다. 보건의료는 모든 복지 정책에서 빠질 수 없는 중요한 요소이다. 노숙인 환자들을 위한 보건의료인으로서 현장에서 정책 제안을 위해 여러 차례 토론했던 경험을 바탕으로, 여러 자료들을 보완해서 정책 제안 및 사회적 해결 방안 제시를 나름대로 하고자 한다.

1. 의료취약계층의 만성질환 관리를 위한 가이드라인이 필요하다

'노숙인 등'에 해당하는 22만여 명과 외국인 노동자, 난민들이 의료취약계층에 해당된다. 절대적이든 상대적이든 가난한 계층의 사람들에게는 다음의 질병들이 우선적으로 관리되어야 할 것으로 생각된다.

1) 내분비계 만성질환

당뇨병, 갑상선기능 이상을 검진해야 한다.

···▸ 공복혈당fasting sugar, 당화혈색소HbA1C, 갑상선기능검사thyroid function test

2) 소화기계 만성질환

위염, 위궤양, 장폐색, 간경화, 만성췌장염 등 검진이 요구된다.

···▸ 간기능검사liver function test, 췌장염검사amylase lipase, 일반 촬영simple x—ray, 내시경endoscopy, 초음파검사ultrasound

3) 심혈관계 만성질환

고혈압, 협심증, 동맥경화증 관련 질환을 검진해야 한다.

···▸ 심장효소검사cardiac enzyme, 심전도검사electrocardiography, 신장기능검사renal battery, 콜레스테롤관련검사cholesterol battery, 필요 시 심장초음파검사echocardiography

표 19. 의료취약계층 만성질환 관리 가이드라인

기관별 질환	체크리스트
내분비계 급 · 만성질환	당뇨병, 갑상선 이상, 영양 결핍 체크 공복혈당, 갑상선기능검사, 당화혈색소
소화기계 급 · 만성질환	간경화, 장폐색, 급 · 만성췌장염, 위장관 출혈 체크, 엑스레이, 초음파, 위장관 내시경, 간기능검사, 전해질검사, 췌장염검사
심혈관계 급 · 만성질환	고혈압, 협심증, 심근경색, 심부전, 신부전, 고콜레스테롤혈증 등 체크, 혈압, 심전도, 필요 시 심장초음파, 심장효소검사, 콜레스테롤관련검사, 신장기능검사
신경계 급 · 만성질환	뇌경색 후유증, 뇌연화증, 외상성 뇌출혈 후유증, 간질(원발성,후천적), 다발성 신경병, 선천적 후천적 뇌손상으로 인한 장애 체크, 뇌 MRI, 필요 시 뇌파검사
급 · 만성 감염성 질환	결핵, 만성B형간염, 만성C형간염, 매독, 에이즈 체크
호흡기계 급 · 만성질환	결핵과 결핵의 후유증, 만성폐색성폐질환, 직업성 폐질환, 알레르기성 천식, 반복적인 세균 감염 체크
근골격계 급 · 만성질환 (자가면역 질환 포함)	사건 · 사고와 막노동 등의 직업으로 인한 골절, 골절 후유증, 자가면역 질환 동반 체크, 부위별 엑스레이, MRI, 자가면역관련검사
정신과 만성질환	조현병, 주요 우울증, 알코올중독, 약물중독 체크
안과, 이비인후과 질환	실명, 난청, 백내장, 녹내장, 내과 질환의 안과적 합병증, 만성중이염 등 체크

4) 신경계 만성질환

만성적 뇌경색, 뇌출혈 후유증 관리와 만성질환과 연결된 신경계 질환 관리가 필요하다.

⋯▸ 신경학적 검진, 뇌 MRI, 필요 시 뇌파검사[EEG]

5) 급 · 만성 감염성 질환

결핵, 만성B형간염, 만성C형간염, HIV감염과 매독균감염에 관한 검사가 필요하다.

···→ 흉부엑스선검사^CXR, B형간염바이러스^HBV, C형간염바이러스^HCV, 매독스크리닝검사^VDRL, 매독정밀검사^TPHA, 에이즈검사^HIV, 가래배양검사^sputum culture and sensitivity test

6) 호흡기계 만성질환

결핵과 함께 만성기관지염, 알레르기에 의한 질환, 직업성 폐질환, 다양한 종류의 폐렴검사가 필요하다.

···→ 가슴 엑스레이, 가래배양검사^sputum culture and sensitivity test, 필요 시 가슴 CT

7) 근골격계 만성질환과 자가면역 질환

직업성 폐질환 관련 과거 직업 병력과 다양한 외상 과거력에 대한 병력 청취가 필요하다.

···→ 부위별 엑스레이, 필요 시 부위별 MRI, CT

8) 자가면역 만성질환

자가면역적 성향 체크에 필요한 혈액검사가 필요하다.

···→ 적혈구침강속도^ESR

9) 정신과적 만성질환

알코올중독, 약물중독, 우울증과 조현병 체크가 필요하다.

···→ 정신과 의사의 검진과 상담

10) 외상성 질환과 안과 및 이비인후과 질환

실명, 난청 등을 우선적으로 체크하고, 다양한 외상성 질환의 과거력과 병력을 청취한다.

요즘은 모든 노숙인시설에서 입소 시 검진을 시행한다. 노숙인 관련 질병에 대한 이해가 있다면 입소 시 검진 항목을 정하는 데 있어 (조기 검진과 예방적 차원의 검진 두 측면 모두에서) 많은 도움이 되리라 생각된다. 위의 만성질환 가이드라인은 외국인 노동자, 난민 등을 포함한 의료취약계층 검진 관련 항목 결정과 취약 계층 보건 정책 결정에 충분한 도움이 되리라 생각한다.

–
2. 노숙인 의료지원시스템, 이렇게 바꿔야 한다

노숙인들은 돈을 낼 수 없을 뿐만 아니라 추적 관찰도 어려운 떠돌이 환자들이다. 사실 실패한 외국인 노동자나 난민들도 비슷한 생활 양상을 보인다. 한 환자가 이곳저곳을 다니며 이 검사, 저 검사를 하고 여기서 조금, 저기서 조금씩 약을 먹는 경우가 대부분이다. 일회성 무료진료소의 진료기록에 적힌 이름은 가짜이거나 정확하지 않을 때가 많다. 정확하더라도 동명이인인 경우 혼동될 수 있다.

따라서 무료진료를 하는 곳의 진료 데이터가 얼마나 정확하게 관리될 수 있느냐가 관건이다. 여러 단체의 노숙인 무료진료는 질병 관련 데이터 관리가 잘 되지 않는다. 네트워크의 부재로 인해, 다발적이고 일회적인 길거리 무료진료들에서 한 환자의 여러 곳에 분산된 검사 결과와 투약기록들을 하나로 모으는 것은 매우 어려운 일이다. 그리고 다양한 공공기관과 종교기관에서 행하는 일회적인 검진과 투약은 약물 상호작용의 위험만 증가시킬 위험이 있다. 가난할수록 더 많은 무료약을 가지고 있을 가능성이 높다.

이미 사회가 변화해 〈노숙인 법〉이 제정되었고 나름 제대로 준비된 정책과 제도가 있는 상황에서, 준비되지 않은 무료진료와 무료약을 무분별하게 뿌리는 듯한 진료는 자제해야 한다. 물론 개중에는 열심히 의미 있는 진료를 하고 있는 단체도 있으리라 생각된다. 그러나 언제나 조심해야 할 것은 단체의 이름을 알리기 위한, 즉 전시효과를 위한 피상적인 진료다. 이는 아마 노숙인만을 대상으로 하는 무료진료만의 문제는 아닐 것이다. 외국인 노동자, 난민, 다문화 가정 등의 가난한 사람들을 대상으로 하는 모든 무료진료가 가질 수 있는 문제점이다.

또한 국제보건이라는 이름으로 가난한 국가들을 대상으로 하는 무료진료와 무료약의 공급에도 비슷한 문제들이 존재한다. 가난한 사람들과의 만남을 마음을 통한 지속적이고도 인격적인 존중 없이 무료급식이나 무료약을 일회적으로 뿌리는 것은, 가난한 사람들에게는 어쩌면 더한 폭력일 수 있다는 것을 잊어서는 안 될 것이다.

특히 공공기관에서의 결핵검진을 통한 결핵환자 착출(?)의 경우, 인격적으로 시행되지 않으면 굉장히 폭력적인 사회적 낙인을 찍는 과정이 될 수 있다. 의료기관을 통해서 조심스럽게 인격적으로 진단하고, 진단 이후 지속적인 관찰을 거쳐 완치까지 돌보는 것이 더욱 중요하다.

앞서 언급했지만, 노숙인들의 진료는 공공과 민간 여기저기에서 산발적으로 이뤄진다. 아마 난민을 포함한 외국인들을 대상으로 하는 검진도 앞으로 비슷한 문제에 봉착하게 될 것이다. 해외 가난한 나라들을 대상으로 하는 선교 목적의 일회적 무료진료 역시 똑같은 문제들을 가지고 있을 것이다. 검진과 투약이 반복·중첩되는 경향이 있고 진료 데이터가 하나로 모이지 않는다. 지속적인 삶의 양식^{위생, 영양, 습관 등}의 변화 없이 일회성 약만 뿌리는 경우가 흔하다. 이 때문에 내과적인 만성병 등 많은 질병들의 관리는 불가능하다.

내과적인 만성병과 그 외 다양한 만성병들은 위생 상태의 변화, 질병에 대한 사회적 인식과 태도의 변화, 생활 습관의 변화, 영양 상태의 호전과 함께 많은 근본적인 변화가 이루어지지 않는 한 한두 번의 무료진료로는 절대로 해결할 수 없는 것들이다. 일회적이고 단편적인 무료진료는 곧 많은 공공과 민간 예산의 낭비가 될 수 있다. 공공기관은 공공기관대로 민간기관은 민간기관대로 자신들의 이름을 내기 위해 똑같은 일을 반복적으로 행한다. 네트워크가 형성되지 않은 상태에서 환자들의 질병 데이터는 모이지 않고, 재정 낭비만 가중된다. 정작 본래 목적인 질병 관리는 제대로 되지 않을 위험이 크다. 특히, 의료 영역에서 더 적극적인 자료 통합과 단체 간 공유를 통해서 중첩 투약 및 진료가 되지 않도록 만드는 것이 중요하다. 이를 위해 국가 차원의 예산이 뒷받침되어야 함은 말할 것도 없다.

사실 대부분의 의료 문제는 삶의 양식과 아주 긴밀한 관계를 가지고 있기 때문에 생활양식의 변화 없이 가난한 사람들의 질병을 근원적으로 해결하는 것은 불가능하다. 삶의 양식을 지속적으로 바꾸고, 연속적인 인간관계를 통해 사고방식과 문화적인 영역의 변화가 있어야 가난과 연결된 질병에서 탈출할 수 있다. 이 작업은 시간이 굉장히 오래 걸리는 일이다. 통합적이고 전인적인 접근을 통해서 할 일이지 단편적이고 일회적인 시도로는 절대로 이뤄 낼 수 없는 작업이다. 이를 위해 이런 영역에 종사하는 사람들이 도우려는 대상자들과의 삶을 지속적으로 나누는 것이 중요하다. 그들이 건강한 삶의 습관을 가질 수 있도록 장기적인 관계와 돌봄이 필요한 것이다. 가난한 사람들의 삶을 이해하고 인간 대 인간으로 관계 맺는 만남 없이, 일회성 진료와 무료 약 배포는 가난한 사람들에 대한 인격적인 모독이 될 수 있다. 진정한 도움이 되기 어려운 것은 말할 것도 없다. 일회성 전시효과를 위해 하는 일들이 그 가난한 사람들의 건강에 더 악영향을 끼칠 수 있다는 것을 언제나 기억했으면 한다.

노숙인 등이 무료병원이나 무료진료소 혹은 사회복지 상담소를 찾는다는 것 자체가 이미 이들이 스스로를 가난한 사람으로 낙인찍어 자존감이 결여된 상태라는 것을 인식해야 한다. 이들이 이미 인격적·정신적 손상과 자존감 결여로 의사소통 자체가 쉽지 않은 상태임을 예상하고 시작해야 한다. 생산적인 상담을 위해 이에 맞는 훈련과 준비가 필요하다.

–

3. 노숙인에 대한 새로운 사회적 인식이 필요하다

노숙인에 대한 사회적 인식의 변화를 위해서는 많은 활동이 필요하다. 먼저 가난한 사람에 대한 올바른 인식 모델들을 발굴해 내는 것이 필요하다. 자칫 소록도와 영화숙, 형제복지원 등의 잔재가 많이 남아 있기 쉬운 곳이 노숙인시설이기 때문이다. 현실적으로 그렇다.

그래도 다행히 요즘은 시대가 변화하면서 사회 인식도 많이 바뀌어 사회복지시설의 서비스나 운영 방식 또한 많은 발전을 이루었다. 특히 가난한 사람들의 인권에 대한 공공 정책과 사회 인식이 변화하는 데, 6·25전쟁 이후에 폐허가 된 우리나라에 들어온 많은 가톨릭과 개신교 선교봉사자들의 역할을 무시할 수 없다.

'마리아수녀회'는 '가난한 사람들 안에 예수님이 계시다.'는 종교적 신념을 바탕으로 영화숙과 재생원에서 생활하는 수백 명의 성인남녀, 아이들, 환자들을 50년 가까이 돌봐 오고 있는 대표적인 곳이다. 다양한 민간 후원을 통해 가난한 사람들을 최고의 것으로 치료하고 교육하기를 지속해 왔다.[78]

마리아수녀회의 창설자인 소 알로이시오 신부는 전 세계 수십만 명의 가난한 아이들의 아버지라고 불린다. 그가 한국에서 한 일은 셀 수 없이 많다. 대표적인 것이 '소년의집' 사업이다. 1930년 9월 18일 워싱턴에서 태어난 소 알로이시오 신부는 어릴 때부터 '가난한 사람들을 위한 선교 사제'를 꿈꾸었다. 그리고 1957년 사제 서품을 받은 뒤 그해 12월, 전쟁으로 잿더미가 된 한국을 찾아 부산 교구 소속 신부가 되었다. 그는 당시의 풍족한 미국식 생활을 버리고, 스스로 허름한 판잣집에서 평생을 '가난한 나라의, 가난한 사람들을 위한 신부'로 살았다. 1960년대 당시 한국은 전쟁 후유증과 가난으로 인해 고아들이 넘쳐났으며, 국

---

78) 소 알로이시오, 《소 알로이시오 신부의 기도》, 마리아수녀회, 2013.

가는 이들을 돌볼 능력이 전혀 없었다. 아이들이 따뜻한 돌봄과 교육을 받지 못하면 건강하게 자랄 수 없고 성장한 뒤에도 가난의 굴레에서 벗어날 수 없다고 생각한 소 알로이시오 신부는 자체 교육기관을 가진 보육시설을 만들고, '마리아수녀회'를 창설해 수녀들로 하여금 아이들의 엄마가 되어 그들을 돌보도록 했다. 이것이 '소년의집'이다. 1969년 부산에서 시작된 소년의집은 1975년 서울로 확대되었고, 수만 명의 아이들이 이곳에서 먹고, 자고, 배우며, 어른이 되어서 독립해 나갔다. 소년의집은 한국 경제가 성장한 1980년대 이후부터는 더욱 가난한 나라의 아이들을 찾아가 1985년 필리핀과 1990년 멕시코까지 확대되었다. 소 알로이시오 신부가 세상을 떠난 뒤에도 마리아수녀회를 통해 1997년 과테말라와 2002년 브라질에 소년의집이 세워졌으며, 2011년에는 온두라스까지 진출하였다.

"내가 주릴 때에 너희가 먹을 것을 주었고 내가 목마를 때에 마시게 하였고, 병들었을 때에 돌보아 주었고, 교도소에 갇혀 있을 때 돌보아 주었다. 여기 있는 형제 가운데 가장 보잘 것 없는 사람 하나에게 해 준 것이 바로 나에게 해 준 것이다.^{마태 25:40}"라는 말씀을 실천하기 위해 현재까지 여전히 가난한 이들과 함께하고 있다. 소 알로이시오 신부는 1983년 막사이사이상을 받았고 지금도 마리아수녀회를 통해 그 정신을 이어 가고 있다.

한국이 가장 가난할 때 한국사회의 변화를 일으키는 중심에 이들의 영향력이 있었던 것을 부인할 수는 없을 것 같다. 물론 가난한 이들을 향한 이들의 역할이 혹시 부작용(?)을 초래했다 하더라도 오랜 세월 지속적이었기에 나쁜 영향보다는 좋은 영향이 더 컸다고 봐야 할 것이다. "땅에는 언제든지 가난한 자가 그치지 아니하겠으므로 내가 네게 명하여 이르노니 너는 반드시 네 경내 네 형제의 곤란한 자와 궁핍한 자에게 네 손을 펼지니라.신명기 15:11", "가난한 사람을 학대하는 자는 그를 지으신 이를 멸시하는 자요.잠언 14:31", "의인은 가난한 자의 사정을 알아주나 악인은 알아줄 지식이 없다.잠언 29:7" 등의 구절을 통해서도 알 수 있듯이 성경은 마땅히 가난한 사람에 대한 관심을 반복하여 강조해 왔다.

종교적인 신념을 통해서든, 종교를 초월하여 인권 문제에 대한 남다른 문제의식을 갖고 소외 계층과 직접적인 사회적 연대를 실천해 왔던 많은 활동가들에 의해서든 간에 우리나라의 소외 계층을 향한 사회적 인식의 차이를 바꾸고자 노력해 왔던 많은 민간단체들의 활동들은 더욱 확장되어야 한다. 확장뿐만 아니라 공공기관의 연합과 협력을 통해서 이 소중한 자원과 경험이 서로에게 공유되어 좋은 영향력을 만들어 내도록 협력하는 것이 이 시대의 과제라고 생각한다. 이와 같은 민간 활동으로 인해 공공 정책은 현재에 이르러 정말로 많은 변화를 만들어 냈다. 민간의 긍정적인 활동들을 제대로 조망해 주고, 사회 인식 변화의 모델이 되도록 할 필요가 바로 여기에 있다.

—

4. 민관협력과 민간 네트워크가 중요하다

노숙인 관련 사업은 공공 예산과 정책만으로 운영되기에는 많은 한계를 가질 수밖에 없다. 현재 대부분의 노숙인시설은 공공 기관이지만, 운영은 민간단체가 위탁받아 경영하고 있는 실정이다. 물론 정부 예산을 가지고 민간단체가 위탁받아 운영하는 방식도 중요하다. 하지만 민간단체가 네트워크, 자원, 예산을 스스로 발굴해서 시설을 운영하는 것도 중요한 요소이다. 민간단체의 네트워크 형성과 후원 발굴 과정을 통해 노숙인으로 대표되는 가난한 이들을 향한 사회 인식 변화에 중요한 역할을 할 수 있기 때문이다. 가능하다면 다양한 영역에서 노숙인들을 돕는 자원봉사의 역할을 늘려야 한다. 자원봉사자, 후원자, 네트워크 형성이 잘 되었다는 것은 해당 사회복지기관의 경영이 투명하게 이루어지고 있음을 간접적으로 시사한다.

필자가 한국누가회의 상임이사로 있을 때 마더하우스^{비영리 민간단체}와 함께 운영을 시작했던 다시서기의원에서는, 서울시 산하 무료진료소인 다시서기진료소^{성공회 운영}와 함께 4년간^{2009년 7월~2013년 6월} 공존하면서 민관협력 네트워크를 통해 노숙인 의료 관련 문제에 많은 경험을 쌓았다. 민관협력의 필요성과 장단점을 경험할 수 있는 좋은 기회였다. 다시서기진료소는 서울시 자활지원과 재정으로 운영되었다. 군 복무를 대신하는 공중보건의사 2명과 사회복지사 2명, 간호사 3명 등이 상근하는 진료소이다. 노숙인이 시립병원에서 무료로 치료받을 수 있도록 서울시 자활지원과를 통해 재정이 공급되는 진료의뢰서라는 것이 있다. 노숙인 진료기관으로서 다시서기진료소와 보현의집 의무실 등에서는 '노숙인진료의뢰서'라는 문서를 통해 공공의료기관^{시립병원}에서의 무료진료를 가능하게 해 줄 수 있었다. 필자가 개원했던 다시서기의원은 개인 의료기관이었다. 하지만 다시서기진료소 내에 존재하고, 다시서기진료소와 다시서기센터 직원들과 함께 동일한 환자를 동일한 장소에서 진료하는 의원이었다. 다시서기의원은 필자 이외의 직원 없이 다시서기진료소의 의료진과 직원들과 함께 일하면서 수입과 지출이 없는 개인 의원이었다. 다시서기의원을 진료소 내에 개원하면서 엑스레이 장비 및 기타 여러 장비들과 누가회를 통한 민간의료 네트워크들이 다시서기진료소 환자들을 위해 쓰이게 된 것이다. 4년간의 공존을 통해서 진료소로서는 법적으로 할 수 없는 영역들의 진료와 검사, 진단서 발행 등을 시행하고 환자들을 진료했다. 말하자면 그 기간의 진료 기록을 토대로 이 책을 쓸 수 있게 된 것이다. 이는 민간의료 네트워크와 공공의료 네트워크가 함께 공존하여 노숙인들의 진료의 질을 높이기 위해 힘썼던 시간이라고 볼 수 있다. 노숙인 한 환자의 모든 진료기록, 예를 들면 공공의료기관에서 진료한 내용들과 민간의료기관에서 시행한 진료기록들을 하나의 데이터베이스로 합치는 것은 인권 문제와 의료 정보를 통한 개인 정보 활용에 대한 법적·사회적 허용이 불가하기 때문에 할 수 없는 일이다. 그러나 다시서기의원 진료 차트와 다시서기상담센터 사회복지 자료 등에는 환자들의 진단명이나 여러 가지 과거 기록 혹은 타 병원 질병 기록들을 의료차트로서는 아니지만, 사회복지 상담 자료로서는 통합해서 기록해 놓을 수 있었다.

---

79) 서울특별시 서울의료원 공공의료사업단, 〈제1회 서울의료원 공공의료 심포지엄 노숙인 등 주거 취약 계층 의료지원 활성화를 위한 심포지엄〉, 2013.

1) 다시서기의원에서의 민관 의료 네트워크 현황 예시

표 20. 공공의료기관으로의 진료 의뢰 건수

(2009년 7월~2012년 3월)

수신 공공의료기관	의뢰 건수	수신 공공의료기관	의뢰 건수
시립동부병원	8,912	은평정신병원	407
국립중앙의료원	2,253	국립정신병원	4
서울의료원	1,614	국립서울병원	3
보라매병원	1,012	국립춘천병원	1
서북병원	624	총 건수	14,830

　　진료의뢰서를 통해 노숙인들이 공공의료기관에서 무료진료를 받도록 한다는 것은, 돈^{본인부담금}과 의료보험이 없어서 의료보험공단에 청구할 수 없는 돈을 서울시 자활지원과에서 대신 내준다는 것이다. 당시 서울시 자활지원과에서는 노숙인을 위한 연간 의료비를 50억 이상 지출했다. 사실 서울시 자활지원과의 연간 의료비 50억 중 50% 이상이 의료보험이 없는 노숙인 환자의 입원기간 동안 모든 치료비^{보험, 비보험}를 제공하는 데 쓰였다.[79] 의료보험 자체가 없거나 의료보험료 체납자들의 경우, 장기 입원 시 병원에서 의료보험을 만들거나 의료급여 1종을 취득하도록 하는 과정이 있다면 많은 영역의 의료비를 줄일 수 있다. 노숙인 장기 입원환자들의 의료보험만이라도 살리면 국민건강보험공단에서 공공병원에 지급해 줄 수 있는 의료보험 청구 비용이 있기 때문이다. 노숙인들은 질병이 많기 때문에 근로능력평가진단서 등을 통해 공공병원에 입원해 있으면서도 의료급여 1종을 진행할 수 있다.

공공병원에 입원해 서울시 재정으로 이들의 입원비를 다 받아 내는 것만이 중요한 일은 아니다. 입원환자들이 대체로 중증 질병을 갖고 있는 관계로 의료급여와 의료보험을 살리는 것 역시 공공병원에서의 사회복지과가 열심히 해야 할 일이다. 의료급여를 만드는 일은 주민등록 복원과 주민등록을 전입할 임시주거^{고시원, 쪽방 등}만 있으면 가능하다. 가족들이 없거나 관계가 깨진 것이 확인되고, 대포 통장이나 대포 빚 등이 없는 것이 확인되면, 의료급여 1종을 사회복지사들을 통해서 진행하는 데 큰 어려움은 없다. 이런 영역은 노숙인 관련 단체와의 협력을 통해서 더욱 긴밀하게 만들어 내야 할 부분이다.

민간의료기관에서 일반적인 보험을 가진 환자가 진료를 받았을 경우, 총 진료비는 대개 본인부담금^{환자 본인이 의료기관에 내는 돈}과 보험공단에 의료기관이 청구해서 받을 수 있는 보험급여로 구성된다. 노숙인의 경우, 본인부담금과 의료보험료 모두 체납된 지 1년 이상 되는 경우가 많아 민간의료기관에서 보험공단에 보험급여 청구가 불가능한 경우가 많았다. (물론 노숙인의 의료보험이 살아 있는 경우, 의료기관에서 보험공단에 알아서 청구하였다.) 따라서 이런 노숙인 환자의 치료비, 즉 본인부담금과 보험공단 청구가 불가한 총액을 영수증 처리하여 비영리단체에 기부금을 낸 것으로 정리했다. 다시 말해, 노숙인은 무료로 치료해 주고 민간의료기관의 치료비는 서류상 비영리단체에 기부금[80]을 낸 것으로 처리해 준 것이다. 민간의료기관은 비영리단체에 기부금을 낸 만큼의 세금 감면 혜택을 받은 것이다. 이러한 비용이 약 1억 4천만 원이었다.

표 21. 민간의료기관당 의뢰 건수

의뢰 기관	의뢰 건수	의뢰 기관	의뢰 건수
스마일영상의학과	298	새하늘병원	2
삼일교회 치과의료선교부	171	송도병원	2
누네안과병원	107	적십자병원	2
초이스이비인후과	37	조성만치과	2
메디스콥영상의학과	33	헵시바치과	2
미소정신과의원	33	남영동김안과의원	1
백상치과의원	32	동교신경정신과의원	1
행복한내과	26	홍익병원	1
지앤아이내과의원	16	수원의료원	1
호산나치과	9	씨티안과	1
이대목동병원	7	아이엠치과	1
동부제일병원	6	양지병원	1
성가복지병원	5	어수동피부과	1
어비뇨기과	4	연세사랑병원	1
우리들병원 신경외과	4	용산복지의원	1
제이스MB산부인과	4	의정부새하늘병원	1
동숭교회 치과진료실	3	튼튼병원	1
오라클성형외과	3	총 계	820

---

80) 총 의료비는 본인부담금, 비보험 비용, 보험 청구 비용의 총합을 의미한다. 환자들의 경우 의료보험 청구가 가능한 환자들과 전혀 청구할 수 없는 환자들이 존재한다. 총 진료비 중 보험 청구가 가능한 것을 제외한 나머지 비용 전체를 기부금 처리한다.

2) 다시서기의원 및 다시서기진료소의 민간의료기관 비용 처리 예시: 기부금 처리 방법과 비영리 민간단체 재정 활용^{기부금 활용}

표 22. 성공회 다시서기센터 발행 민간의료기관 치료비 기부금 영수증 처리 내역

(2009년 7월~2012년 3월)

기관명	일자	금액	비고
휴엔리메디칼	2009년 6월 8일	1,000,000원	X—ray filmbox 외 8종
한스팜	2009년 8월 5일	660,000원	교미노틴주 20ml(주사제)
스마일영상의학과의원	–	49,000,290원	CT, MRI, 초음파 촬영 검사비
서울의과학연구소	–	29,002,390원	임상병리 검사비
메디스콥영상의학과	2010년 3월 10일	2,768,760원	CT, MRI, 초음파 촬영 검사비
초이스이비인후과	2009년	31,700원	진료비, 수술비
누네안과병원	2010년	17,718,790원	안과 검진, 백내장, 녹내장 등 수술비
미소정신과의원	–	249,431원	진료비, 심리 검사비
총 계	–	100.431.361원	–

2012년 6월 〈노숙인 법〉이 시행되고, 2013년 6월 이후 전국적으로 노숙인 의료급여가 실행되었다. 이에 따라 전국에 있는 '노숙인 등'에 해당하는 사람들은 노숙인 의료급여를 만들게 되었다. 그리고 보건복지부에서 지정한 의료기관(99%, 공공의료기관)에서만 진료를 받을 수 있게 되었다. 법 시행 이후, 오히려 기존의 민간병원은 '노숙인 의료급여'로 지정된 환자에 대해 건강보험공단에 청구할 수 없게 되었다. 그래서 민간의료 네트워크는 '노숙인 의료급여'가 아닌 사람들 위주로 이용

하거나 '노숙인 의료급여'로 지정되기 이전의 환자들에 대해서만 민관 협력 네트워크를 이용하는 방향으로 바꾸었다. '노숙인 의료급여'로 지정된 환자의 질병은 공공의료에서만 해결하는 방향으로 전환되었다. 그러나 '노숙인 의료급여'를 통한 공공의료만으로 노숙인 환자들의 수많은 질병을 치료하기에는 분명 한계가 있다. 앞으로 민관협력을 통한 민간 자원 활용과 전문 인력 활용이 더욱 증가되어야 하는 이유다.

표 23. 한국누가회마더하우스에서 지불한 치료비와 기부금 영수증 내역

(2009년 1월 1일~2012년 2월 29일)

기관명	처리 방식	
	한국누가회 재정	기부금 영수증 처리
예닮병원	2,660,000원	-
호산나치과	15,560,000원	6,231,000원
누네안과	216,570원	-
미소정신과의원	3,627,310원	285,750원
백상치과	13,500,000원	11,700,000원
제이스MB산부인과, 다시서기센터 한방진료실	4,430,900원	-
총 계	39,994,780원	18,216,750원

–

5. 노숙인 주거 정책을 제안한다

1) 주거지원 정책 변화의 필요성

　노숙인은 영어로 홈리스^{homeless}이다. 물론 하우스리스^{houseless}이기도 하지만 이에 앞서 이들은 홈리스다. 홈리스는 하우스리스보다 더 많은 부분의 결핍을 가지고 있다. 그러나 정책적으로 홈^{home, 가정}을 만드는 것보다 하우스^{house, 집}를 만드는 접근이 더 쉬울 수 있다. 어쩌면 현실적으로 집을 만드는 것은 가능한 일이지만, 가정을 만드는 것은 가족이 되어 줄 사람이 필요하기 때문에 더욱 어려운 일일 것이다. 그렇다면 우선 실현 가능한 집을 만들어야 할 것이다. 주위 사람들과 소통할 수 있는 기본적인 터전으로서의 집은 반드시 필요하다. 노숙이 발생할 수 있는 여건을 줄이기 위해 생활의 기본이자 의식주 중 하나인 주택의 공급이 적절하게 이뤄져야 한다. 그렇기 때문에 집은 그 무엇보다 우선적으로 필요하다. 적절한 형태의 주택을, 적정한 규모로 공급하지 않으면 노숙인 문제는 어쩔 수 없이 계속 발생한다. 노숙인을 줄이고, 이들의 발생을 예방하기 위해 반드시 주택 공급에 대한 투자가 이뤄져야 한다.

　적절한 수준의 저렴한 주택을 공급하는 것은 노숙인 문제를 해결하는 것과 직접적인 관련이 있다. 주거를 만들어 관리·유지하는 데 재정적 부담이 크게 들면, 적정한 주거를 마련하거나 유지할 수 없는 것이 취약 계층의 현실이다. 따라서 1인 가구를 위한 적절한 주택 공급이 절대적으로 중요하다. 공공임대거처사업을 통해 노숙인에게 우선적으로 임시 거처나 장기적 주거 대안을 제공하는 것이 필요하다.

쪽방이나 고시원 월세가 최소 20만 원에서 30만 원가량이다. 노숙과 의료보호 1종으로 살아가는 환자들의 평균 월수입은 많아야 40만 원가량이다. 월세를 내고 난 후, 거리급식으로 끼니를 해결하지 않으면 식사를 제대로 하는 것은 불가능하다. 그러나 임대주택은 월세와 관리·유지비를 합하여 10만 원 이내로 들어간다. 물론 홈리스의 특성상 개인의 여러 가지 질병과 정신적인 문제로 인해 주어진 집을 더욱 엉망으로 만들어 버릴 가능성은 항상 존재한다. 지속적으로 관계를 맺을 수 있는 사람이 없는 상태에서 집만 준다는 것은 결국 그 집도 고시원이나 쪽방과 크게 다를 바 없는 끔찍한 주거 환경으로 만들 수 있는 위험을 갖게 되는 것이다. 그럼에도 불구하고 유지 가능하고 저렴한 1인 주거는 더 많이 필요하다.

사실 앞에 언급한 것처럼 거리와 시설에서 장기간 생활하는 노숙인들에게 집을 줘도, 많은 경우 그 집을 관리할 능력이 없을 수 있다. 노숙인들은 알코올중독, 정신 질환, 약물중독, 심각한 장애와 만성적인 내과 질환들을 다 함께 가지고 있는 경우가 절반 이상이다. 노숙인으로서의 삶이 오래될수록 문제는 점점 복합적이 된다. 물론 이들이 정신보건 주거시설, 장애인시설, 노숙인 요양시설 등에 입소할 수 있지만 대부분은 시설을 거부하는 경우가 많다. 또한 시설 측에서 이 노숙인들이 가지고 있는 복합 장애를 이유로 입소를 거부하는 경우도 많다.

따라서 정책 자체가 노숙인에 대한 제대로 된 이해를 바탕으로 하여 맞춤형 서비스를 제공해야겠다는 마음으로 만들어져야 한다. 노숙인이 사회로 재통합되기 어렵다는 단정 아래 정책이 만들어져서는 안 된다. 획일적인 정책이 손쉽긴 하겠으나 결국 노숙인의 회전문현상을 길게 만들어 자원만 낭비하는 수가 있다. 격리 위주의 획일적 정책의 실질적 목표가 노숙인의 사회통합이 아니기 때문이다. 많은 노숙인 정책이 과거에 관리와 규제를 목표로 하는 정책들을 반복적으로 만들어 왔다는 것을 간과해서는 안 될 것이다. 소규모의 집단시설에서도 이와 같은 문제가 존재할 수 있다.

또한 여러 가지 다양한 사회복지 정책들과 그 정책을 수행하고 있는 단체들의 시설 및 재정 사용처를 평가할 때, 노숙인들의 회전문현상을 반복하도록 하는 정책인지 아니면 사회적 통합을 목표로 하는 정책인지를 면밀하게 평가할 필요가 있다. 이런 정책이 노숙인 환자들의 사회통합을 방해하고 회전문현상만 반복시키는 것은 아닌지 좀 더 솔직하게 평가해야 한다.

상향 주택인 임대주택이 일세나 월세 지원과는 차원이 다른 탈노숙을 돕는 데 가장 중요한 정책이 될 수 있다. 임대주택의 공급을 통해 가정을 만들 기회를 주어야 한다. 그래야 취약 계층의 만성병을 관리하기 위한 시도라도 해 볼 수 있다. 노숙인 만성질환자들은 집이 없고 시설도 이들을 감당할 수 없어서 병원을 집처럼 이용해야 되는 이들이 많다. 그나마 임대주택에 정착한 지 몇 년 지난 사람들은 적어도 거리로 나오고자 하는 마음이 작아진다는 것을 발견할 수 있었다. 더불어 노숙인들이 오랜 세월 노숙인으로 살아가면서 받아 왔던 자기 자신에 대한 만성적 인권침해를 그냥 수동적으로 받아들이지 않으려는 변화가 아주 서서히 일어나고 있는 것도 발견할 수 있었다.

물론 거듭 강조하지만 집만 필요한 게 아니라 그것을 토대로 타인과 관계를 맺은 사람만이 변화가 가능하다. 이제는 대규모든 소규모든 노숙인을 따로 격리시키거나 모아 두려는 시설 위주의 정책은 반복하지 말아야 한다. 시간이 걸리더라도 임대주택이나 지역사회로의 복귀를 장려하는 장기적인 정책을 수립하여 각 노숙인군에 맞는 다양한 맞춤형 정책을 세워야 한다. 이는 결과적으로 노숙인들에게 들어가는 전체적인 사회적 비용을 줄이게 만들 것이다. 대상자 중심의 맞춤형 정책이 처음에는 갈 길이 멀어 보이고, 투자 대비 효용 가치가 없어 보일 수 있다. 한 사람을 길게 지켜봐야 하기 때문에 손이 많이 가는 정책으로 보이기도 한다. 이런 이유로 예산이 더 많이 필요한 정책이라고 느껴 많은 공무원들이 기피하려는 경향이 있다. 공무원이나 정책 입안자들은 아무래도 당장 결과가 눈에 보여야 한다는 압박감 속에 있기 쉽다. 그러나 눈에 보이는 결과를 빨리 만들어 내는 전시행정을 반복하면 할수록 더 큰 사회적 비용이 소요된다는 것을 잊지 말아야 한다.

좀 더 근원적인 사고방식의 전환이 필요하다. 그 결과가 다소 늦게 나타나더라도 한 사람의 삶의 변화에 목표를 둔 정책을 만들어야 한다. 노숙인들은 노숙 시기별 다양한 스펙트럼을 가지고 있다. 일자리와 주거만 있으면 되는 시기부터 중증 복합 장애인이 되어 버린 시기까지, 시기별 다양한 필요를 채울 수 있는 여러 형태의 지원주택을 개발해야 할 필요가 있다. 물론 이런 다양한 필요를 채우는 지원주택사업은 민관협력이 요구되는 일이다. 그리고 다양한 민간조직이 협력할 수 있는 네트워크가 반드시 필요한 일이다.

2) 외국의 주거지원 사례 예시를 통한 주거 정책 제안[81]

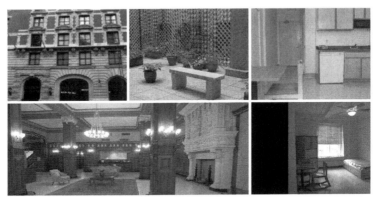

사진 52. CGC에서 운영 중인 노숙인 지원주택과 내부 공간 [82]

CGC^{Common Ground Community[83]}에서 진행하는 지원주택 프로젝트는 뉴욕의 낡고 오래된 건물과 쉼터^{shelter}를 개·보수하여, 만성적 노숙인들에게 안전하고 편안한, 영구적 주거 공간과 커뮤니티를 제공하는 사업이다. 이를 통해 주거와 함께 다양한 재활 프로그램을 제공한다. CGC는 2009년 현재 뉴욕 주와 뉴욕 시에서 총 8개의 지원주택을 설립하여 운영 중이며, 이를 통해 4,000명 이상의 노숙인과 사회적 취약 계층에게 안정적인 주거를 제공하고 있다. CGC는 2015년까지 7,000명의 노숙인과 사회적 취약 계층에게 안전한 주거 공간을 제공한다는 목표로 8개의 지원주택을 뉴욕 주에 이미 추가로 건설했다. CGC의 지원주택은 뉴욕 시, 민간 기업, 다양한 지역 재활단체의 협력 체계 안에서 제공된다. 현재까지 16개의 지원주택빌딩[84]을 세워 운영하고 있다. 뉴욕 시는 '만성적 노숙인 문제 종식을 위한 10년 계획^{10 Year Plans To End Chronic Homelessness}'이라는 프로젝트 하에서 지원주택 프로그램^{Supportive Housing Program}을 통해 행정적·

재정적인 지원을 하고 있다. 민간 기업들도 지원주택을 만들기 위한 자금을 후원하고 있으며, 지역의 자활단체는 지원주택에 거주하는 이들에게 다양한 재활 프로그램을 제공하고 있다.

CGC는 지원주택과 재활 프로그램의 운영 등 실무적이고 전문적인 일을 하고 있다. 다양한 유형의 지원주택을 확장하며 뉴욕의 노숙 문제 해결에 중요한 역할을 하고 있다. CGC는 낡은 호텔과 기타 건물을 지원주택으로 개·보수한다. 그리고 대부분 공동주택^{아파트} 형식으로 주택을 조성한다. 개인을 위한 주거 공간은 방 한 칸에 부엌 한 칸, 욕실 정도의 작은 면적이다. 그러나 살롱^{교육 및 전시 공간}, 담화실, 넓은 로비, 여성을 위한 휴게실 등 공용 공간을 곳곳에 배치해 이곳에서 생활하는 거주자들이 서로 교류할 수 있도록 했다. 지역 단체들이 살롱에서 글쓰기, 요리, 요가, 실내 정원 가꾸기 등의 생활 교실을 열고, 거주자들은 물론 지역사회의 다른 주민들까지 참여하는 전시회 등의 행사를 갖기도 한다. 또한 대부분의 시설에는 컴퓨터실, 도서관, 체육관, 의료

---

81) 보건복지부, 〈노숙인 복지 및 자립지원 종합계획 수립에 관한 연구〉, 2012, 64—65쪽.

82) 서종균, 김민수, 김준희, 〈만성적 홈리스 문제에 대응하기 위한 정책과 실천의 외국 사례〉, 한국도시연구소, 2010.

83) CGC는 미국 뉴욕에서 활동하는 사회적기업으로 뉴욕에서 노숙인들을 위한 지원주택사업과 현장 지원 활동, 노숙인 예방 활동을 하고 있다. 최근에는 이 사업 이외에 뉴욕의 낙후 지역을 재생하는 사업을 뉴욕시, 지역 기업, 지역 주민들과 함께 추진하고 있다. www.commonground.org 참조.

84) 지원주택의 이름과 지역들은 다음과 같다. The Andrews(Manhattan), Boston Road(The Bronx), The Brook(The Bronx), Cedarwoods(Wilimantic, Connecticut), The Christopher(Manhattan), The Domenech(Brooklyn), Eastman Commoms(Rocheste, New York), The Dorothy Ross Friedman Residence(Manhatten), The Hegeman(Brooklyn), The Betty Ruth and Milton B. Hollander Foundation Centre (Hartford, Connecticut), The Lee(Manhattan), The Lenniger Residences(The Bronx), Montrose Veterans Residence(Montrose, New York), The Prince George(Manhattan), The Schermerhorn (Brooklyn), The Times Square(Manhattan).

실 등이 마련되어 거주자의 여가와 건강을 위한 다양한 서비스를 제공한다. CGC의 지원주택은 단순히 거처를 제공하는 것이 아니라, 다양한 문화적 활동, 지역 주민과의 교류를 통해 거주자들의 사회성을 높이고 삶의 질을 높일 수 있는 여건을 제공하고 있다. 중독, 정신장애 등을 중심으로 교육도 진행된다. 직업 프로그램은 제빵, 컴퓨터, 원예 등 시설 거주민들이 새로운 직업 기술을 익히기 위한 실무 위주의 프로그램과 함께 이력서, 면접 기술 등의 기초 교육도 진행된다. 이러한 재활 지원을 받고 직업을 얻게 되어도 거주자들은 계속 이곳에 머물 수 있고, 새로운 곳으로 이사를 갈 수도 있다. 대신 취직을 해서 일정한 소득이 생기면 거주자들은 소득의 3분의 1을 임대료로 지불해야 한다. 그리고 소득이 안정되어 사회적 취약 계층에서 벗어났다고 판단되면 이곳을 떠나 다른 곳으로 이사를 가야 한다.

CGC의 지원주택은 지역사회에도 긍정적인 영향을 미치고 있다. 첫 번째, 지원주택인 '타임스퀘어^{Time Square}'가 오픈한 이후로 이 주변의 노숙인 관련 범죄가 급격히 줄어들었다. 이전에 비해 노숙인 관련 절도와 살인이 80% 정도 줄어들었으며, 폭행사건도 62% 감소하였다. 다른 지원주택이 조성된 지역도 마찬가지로 노숙인 관련 범죄가 급격히 감소하였다. '프린스 조지^{Prince George} 지원주택'이 조성된 지역은 지역 부동산 가격이 상승하는 효과도 가져왔다. 또한 지원주택에 머물고 있는 80% 이상의 거주민이 노숙인으로 다시 전락하지 않고 이 시설에 적응하며 주류 사회로 재통합되고 있다. 지원주택 정책은 노숙인에게 주거와 다양한 서비스를 제공하지만 노숙인 1인당 소요되는 비용은 다른 노숙인시설에 비해 낮다. CGC에서 운영하는 지원주택에서 1인당 소요되는 비용은 1년간 약 1,400달러^{한화 150만 원 정도}로 뉴욕 시 쉼터의 1인당 연간 비용 19,863달러^{한화 2,000만 원 정도}, 시립병원에서의 1인당 연간 비용 432,525달러^{한화 4,400만 원 정도} 등 주요 노숙인시설과 병원에 비해 현저히 낮은 수준으로 운영된다. 위의 실례가 보여 주듯, 노숙의 근원적 문제를 해결하려는 방향으로 정책을 세워 나가는 것이 실제적인 문제를 해결할 뿐만 아니라 결과적으로는 예산까지 절감하게 만든다. 단기적·전시적·반복적인 공공 정책 예산 책정은 노숙인 회전문현상이 되풀이되게 만들 뿐이다. 노숙인 관련 법안과 함께 사회적 인식의 변화에 박차를 가하고 있는 현 시점에서 노숙인 문제의 근원적 예방을 위한 정책은 역시 주택 문제를 함께 해결하면서 가야 한다.

–

6. 노숙인 관련 법을 통해 사회 인식을 형성하는 것이 중요하다

노숙인의 인권 문제는 노숙인에 대한 법적인 보호 장치와 국민들 한 사람 한 사람의 인식과 관련된다고 생각한다. 노숙인 문제는 우리나라뿐만 아니라 자본주의를 지향하는 산업화된 전 세계 국가의 공통된 문제라고 할 수 있다. 물론 각 국가마다 노숙인에 대한 사회적 인식은 국가별·시대별로 차이가 난다. 어쩌면 전 국민의 노숙인에 대한 사회적 인식 변화가 사회복지 정책 서비스의 질적인 변화를 일으키게 만드는 것 같다.

우리나라는 사회적 약자에 대한 공공과 사회 인식의 바탕에 '소록도'나 '형제복지원'의 잔재가 많이 남아 있어 노숙인의 사회적 통합을 위한 정책이 만들어지기 어려웠다. 노숙인으로 인해 피해받는 시민의 인권을 보호하기 위한 '사회방위'적인 관점에서 노숙인을 어떻게 규제할지에 초점을 맞춰 노숙인사업을 만들어 왔다고 해도 과언이 아니다. 이런 경우 노숙인 정책과 서비스가 오히려 노숙인에 대한 사회적 배제social exclusion를 가속화시키는 경향이 있었다. 이제까지 반복되었던 대규모 시설의 정책 목표는 개인 맞춤형 서비스를 통한 노숙인 한 개인의 진정한 사회복귀와 회복, 그리고 사회통합이 아니었다. 지금까지의 정책은 일반 시민의 보호를 위해 노숙인 계층의 고립과 규제의 속성을 갖고 있었다.

이제 〈노숙인 법〉과 노숙인 의료급여 등, 일반 국민이나 시민으로서 노숙인의 법적 자격을 명시하는 법안이 통과되고 시행된 지 2년이 넘어가는 시점이다. 많은 부분에서 사회적 인식의 변화가 있어 왔다고 느낀다. 그러나 여전히 사회 한구석에 소록도와 형제복지원의 잔재가 남아 있다.

노숙인은 사회적 약자이자 의료취약계층이다. 거리 주취자들의 행패와 범죄를 다 노숙인의 행패라고 단정 지으려는 사회적 인식이 바뀌어야 한다. 물론 알코올중독자들이 곧 노숙인이 될 위험이 높은 사람들인 것은 맞다. 그리고 대개 노숙인들끼리 서로에 대해 쉽게 분노를 폭발하다가 사건·사고를 일으켜 서로를 다치게 하거나 죽게 하는 경우도 종종 있다. 간혹 노숙인들과 약간의 관계를 가지고 있는 사회복지 실무자들 사이에 폭행 사건이 발생해 경찰서에 출입하는 경우가 생기기도 한다.

그러나 범죄자들과 노숙인들을 동일시하려는 사회적 인식이 노숙인들에 대한 적대적 성향을 만들게 하는 편견이라고 볼 수 있다. 사실 교도소에서 출소한 범죄자들도 광범위한 의료취약계층으로 봐야 한다. 많은 노숙인들이 겨울을 나기 위해 자진해서 교도소로 들어가기도 한다.

많은 범죄자들이 몇십 년의 교도소 생활 후 출소할 때는 육체적·정신적으로 병든 상태이기 때문에 결국 노숙인이 되는 경우가 많다. 특히 나이 많은 범죄자의 경우 출소 후 노숙인의 상태로 살아가게 된다. 이 범죄자들도 결국 많은 영역의 질병을 갖고 힘이 없게 되어, 사회적인 관계를 맺지 못하는 위축된 사회적 약자라고 보는 것이 합당하다. 그러므로 사회통합을 위한 복지 정책의 대상자로 바라봐야 한다.

제6장

결론

1. 가난한 사람들에 대한
사회적 인식이 변화해야 한다

앞서 머리말에서 언급했듯이, 필자가 가난한 사람의 질병에 대해 관심을 갖기 시작했던 것은 1990년도 의예과 2학년 여름방학 때였다. 많은 노숙인들이 비오는 날 청량리 시장에서 비를 맞으며 바닥에 식판을 놓고 앉아 무료급식을 먹는 것을 보았던 바로 그날부터였다. 그날 이후 이런 비위생적인 환경과 지속적으로 나빠지는 영양 상태, 깊은 슬픔과 외로움으로 인한 육체적·정신적 질병의 가속화 등 가난한 환자들이야말로 진정으로 의사가 필요한 존재들이라는 생각을 하게 되었다. 이왕 의사를 할 거라면, 많은 문제를 가지고 있고 그 문제를 도저히 홀로 해결할 수 없는 환자를 돕는 것이 좋겠다고 생각했다. 다양한 훈련을 통해 훨씬 더 의사다워질 거라 생각했던 것이다. 그래서 학생 때부터 무료진료 자원봉사에 더욱 열심히 동참했다.

그러나 이러한 무료봉사는 하면 할수록 더욱 괴로웠다. 빙산의 일각과도 같은 환자들의 문제는 수면 위에 드러난 것보다 훨씬 더 깊고 많았다. 환자들의 많은 문제들 중 수면 위에 드러난 한두 가지 문제를 위해 어설프게 약을 처방하고 있다는 생각이 들 때면 더욱 괴로웠다. '이분들의 질병이 한두 가지가 아니고 질병 이외에도 환자의 건강에 악영향을 미치는 가족관계나 사회와 얽힌 문제도 많은데, 과연 한두 알의 약을 먹는다고 해서 좋아질 수 있을까?'라는 질문을 하곤 했다.

1990년대 무료진료를 하는 곳에서는 혈액검사나 엑스레이 등 여러 가지 검사를 받는 것이 불가능했고, 데려갈 마땅한 병원도 없었다. 더욱이 이들을 위해 연결해 줄 만한 더 나은 사회복지서비스도 없었다. 그 당시에는 부랑인 확인을 위해 한 팀이 된 경찰과 119가 구조한, 길에 쓰러져 죽어 가는 응급 상황의 미확인 부랑자만이 어두침침한 시립병원의 어두운 침대에 묶여 술이 깰 때까지 방치되는 방식 외에는 진료받을 만한 방법이 없었다. 의과대학 학생의 눈으로만 봐도 이들은 최소 한두 가지 이상의 중증 질병을 가진, 금방이라도 생명이 위태로워질 수 있는 환자들이었다. 그런데 돈이 없고, 가족이 없고, 술을 먹었다는 이유로 온몸이 묶인 채 더러운 병실에 갇혀 있다는 것이 가혹하게 느껴졌다. 제대로 된 검사와 진료 없이 그대로 죽어도 크게 문제되지 않던 시대였다. 이 환자들이 죽기 전에 미리 제대로 된 진료를 받을 수 있도록 찾아갈 만한 병원이나 공적 제도[85] 또는 그것들을 위한 국가 예산이 없었다.

그 당시 길에 쓰러진 행려병자들이 대학병원이나 여러 병원 응급실로 실려 가기는 했다. 그러나 대부분의 병원들이 비용 문제 때문에 이들이 죽지 않을 정도로만 대충 처치하고 말았다. 그냥 혈압만 체크하고 지켜보다가 행려 처리가 가능한 시립병원으로 환자들을 전원시키는 것이 종합병원 응급실 당직 의사들의 중요한 업무였다. 아무리 환자의 질병이 중하여도 돈이 들어가는 검사나 치료를 해서는 안 되던 시대였다. 죽으면 입힌 옷 그대로 의과대학 해부용으로 팔려 가는 것이 부랑자의 마지막 역할이었던 시대였다. 1960년대 어떤 대학병원은

---

85) 현재는 '노숙인진료의뢰서'라는 제도가 있으며, 서울시에서 의료비를 부담해 준다.

노숙인들을 무료로 치료해 준다고 속여 병원으로 데려와 장기이식이 필요한 환자에게 노숙인의 장기를 떼어 수술을 해 주었다. 장기를 빼앗긴 노숙인은 결국 해부용 시체가 되길 기다리며 생을 마감했다. 그때 그 대학병원은 현재 장기이식 분야에 있어서 선구적인 역할을 하는 병원이 되었다.

가난한 이의 몸은 사람의 몸이 아닌 것처럼 여겨지던 시대에 소록도에서는 나병환자의 멸절을 위해 정관수술이 의학적으로 타당하다고 주장했다. 인권침해를 자행하는 데 의학이 사용된 것이었다. 의학은 반드시 인도적이거나 인간 존엄성을 중시하는 윤리를 고민하는 속에서만 발전하지 않았다. 이렇게 장기이식 수술을 받아야만 건강하게 살 수 있는 돈 있는 환자들을 위해, 어차피 보호자도, 돈도, 항거할 힘도 없는 가난한 사람의 장기와 사체는 의학의 발전을 위해 사용되어 왔다.

그러나 가난한 사람을 인간으로 여기지 않던 그 시대에도 가난한 환자들에게 그나마 인간적인 대우를 했던 몇몇 종교단체의 병원들은 가난한 사람의 존엄성에 대해 깊이 고민하고 생각해 볼 수 있는 아주 좋은 장소들이었다. 마리아수녀회의 도티병원과 꽃동네수도회의 인곡자애병원, 성가소비녀회의 성가복지병원, 요셉의원, 전진상의원 등 많은 종교단체 병원들이 그런 뜻을 가지고 생겨났다. 인간 존엄의 정신으로 존재해 왔다. 이 병원들 중에는 지금까지 존재하는 곳도 있고 사라진 곳도 있다. 이런 병원들이 민간 영역에서 민간 자원으로 운영되면서 가난한 사람들에 대한 사회적 인식의 변화에 중요한 역할을 해 왔던 것은 높이 평가할 만하다.

–

2. 가난한 사람들의 영향력은 크다

〈노숙인 법〉이 생겼다는 것은 '노숙인 등'에 해당하는 전국 22만여 명으로 추정되는 가난한 사람들이 국가의 예산으로 시립·공립·국립 병원 등의 지정 병원에서 진료를 받을 수 있다는 의미다. 의료보험을 가지고 있는 여느 환자들처럼 각 지역 보건소에서 길에서 쓰러지기 전에 예방적 차원으로 진료를 받을 수 있게 되었다는 것을 의미한다. 물론 여기서도 사각지대는 또 발생할 것이고 현장에서의 보완 작업과 민관협력이 필요할 것이다. 그러나 어찌되었건 국가 재정으로 연간 거의 1,000억 원 이상을 가난한 사람을 위해서 쓰겠다고 결정하는 시대가 된 것을 보면 과거 행려병자를 대하던 시립병원과 관공서의 자세와는 많이 달라졌다는 것을 알 수 있다. 이런 모든 변화가 가능했던 건 다양한 분야에서 종교적 이유든 인도적 이유든 상관없이 인간의 존엄성에 대한 깊은 고민을 했던 보이지 않는 많은 이들의 노력 덕분이다. 또한 가장 중요한 것은 길에서 죽음을 맞이했던 행려병자들의 희생이 변화의 밑거름이 되었다는 사실이다.

본문에서 언급했듯이 가난한 의료취약계층은 많은 질병과 문제들을 가지고 있다. 냄새도 많이 나고 오랜 병으로 인해 성격이 좋지 않은 경우도 많다. 질병과 가난, 인간관계의 파괴로 인해 장기간 고립 생활을 하다 보면, 온전한 몸과 정신으로 살아가는 것은 누구에게나 어려운 일이다. 이들의 질병은 다양하고 위중하고 복합적이기 때문에 많은 의료 전문가의 협력이 필요하다. 이들은 사회와 국가, 다양한 민간기관의 협력이 필요한 사회복지 대상자들이다. 이들을 돕기 위해서는 민관협력과 전문 영역의 네트워크 형성이 반드시 필요하다.

이런 부류의 환자들은 자신을 도우려고 다가오는 사람들^{의사, 간호사, 사회복지사, 공무원}을 훈련시키고 변화시킬 수 있다. 의사는 환자들에 의해 만들어진다. 많은 질병으로 인해 성격이 좋지 않아 진료하기 힘든 환자들이 똑똑하고 친절한 의사로 훈련시켜 준다. 의사소통의 장애를 가진 환자들이 의사로 하여금 인내를 배우게 하고 사람 간 소통하는 법을 배우도록 해 주는 것이다. (물론 의료인 측에서 이를 통해 배우기를 계속 거부하면 평생 못 배울 수도 있다.) 이런 가난한 환자들의 영향력은 의사들뿐만 아니라 이들을 돕기 위해 존재하는 모든 영역의 사람들에게도 작용한다. 물론 좋은 영향도 있고, 나쁜 영향도 있다. 이 연약하고 불행하고 아픈 사람들의 영향력은 실로 지대하다. 마치 우리 몸의 가장 아프고 약한 부분이 생기면, 온몸이 신경을 쓰게 되고 온 정신이 그 아픈 부위에 골몰하면서 몸 전체가 함께 아픈 것과 같다. 사회도 마찬가지다. 가장 약하고 아픈 부위가 건강해지기 전까지는 사회 전체가 건강하고 온전하다고 보기 어렵다. 우리 사회에서 가장 아프고 약한 그룹이 사회 전체에 미치는 영향력은 엄청나다.

따라서 정부 정책이 이 사회의 가장 약하고 아픈 대상을 전수조사하고 연구하여, 어떻게든 사회로 재통합할 것을 고민하는 수준까지 왔다는 것은 정말 바람직한 변화라고 생각한다. 이것은 최근 10여 년 동안 한국 사회의 놀라운 변화 중의 하나다.

3. 질병을 이해하려면 인간을 이해해야 한다

20세기 들어 마음이 신체에 영향을 준다는 주장이 강조되었다. 몸과 마음의 관계에 대한 기존의 개념을 정리하는 것만으로도 하나의 논문이 될 정도로 몸과 마음의 관계에 대한 개념은 복잡하고 다양해졌다. 여기서는 마음을 영혼과 정신으로 분리시키지 않고, 영혼과 정신적인 것을 합한 개념으로 설명하고자 한다. 그러니까 몸이라는 것을 제외한, 즉 의사들이 여러 검사를 통해 정상과 비정상 혹은 진단명들을 규정해 낼 수 있는 눈에 보이는 생물학적 육체를 제외한 부분을 마음이라고 표현하고자 한다.

마음과 몸을 가르는 이분법은 몸을 의학의 영역에 배당하고 마음은 물질적인의학적인 범주에 포함시키지 않는 사고방식에 논리적 근거를 제공해 왔다. '마음'이 객관적인 언어로 표현될 수 없다는 이유로 과학의 대상이 되지 못했던 것처럼, '인간' 역시 과학의 대상에서 벗어날 수밖에 없었다. 사실 '인간'이라는 개념은 마음이나 정신과 같은 주관적인 것과 동일시되는데, 이는 의학이 객관적인 범주에만 관계함에 따라 마치 점점 인간이 위치할 곳이 없어진 것처럼 발전해 왔다고 느끼기 때문이다. 그러나 이러한 이분법은 주관적인 인간의 고통을 객관적으로 수치화하거나 보여 줄 수 없다는 이유로 의학의 영역에서 배제돼 왔다. 이는 의료인들이 고통받고 있는 환자를 더욱 고통스럽게 만들기 쉬웠다. 때때로 환자들은 전혀 고통스러울 것 같지 않은 상황에서 고통스러워하기도 하고, 매우 고통스러울 것 같은 상황에서 담담해하기도 한다. 고통의 극심함이 반드시 병의 극심함과 일치하지 않는 경우도 허다하다.

　인간은 사회 속에서 성장하고 살아간다. 한 사회에서 일반적으로 받아들여지는 신념과 가치 체계는 그 사회를 통해 결정된다. 따라서 어떤 질병이 한 사람에게 미치는 고통의 성격은 질병 자체의 물리적인 요인보다 어떤 면에서는 사회적인 요인에 의해 크게 좌우된다. 건강한 사람에게는 문제가 되지 않을 부분들 이를테면, 병든 사람을 바라보는 사회의 인식과 환자들 스스로가 사회로부터 느끼는 분위기가 회복에 엄청난 영향을 미치게 된다는 것이다. 문화적 규범이나 사회적 규칙이 어떤 질병을 가진 사람을 사회의 한 구성원으로 받아들일지 소외시킬 것인지의 여부, 그들을 불결한 종류의 인간으로 따돌릴 것인지 같은 형제로 받아들일지의 여부, 또는 그들을 동정할지 비난할지 등의 여부를 결정하게 된다. 인간은 질병으로 인한 고통 그 자체보다, 이 질병으로 인해 변화되는 자신의 가치에 대한 평가절하 때문에 더 고통스러울지 모른다. 타인과의 관계 변화로 인해 그 고통이 커질 수도 있고 작아질 수도 있다. 그러니까 병 자체보다 병에 대한 사회적 인식에서 오는 고통이 질병을 가진 사람들의 고통을 더욱 가중시킬 수도 있고 경감시킬 수도 있는 것이다. 만성병을 가진 많은 사람들은 타인과 접촉을 끊은 채, 어떤 교류도 없이 살아가기 쉽다. 질병이 생기고 나면 기존의 일상뿐만 아니라 직장에서도 타인과 비슷한 수준으로 일을 해내기가 어려울 수 있다. 그렇다면 그 사람의 인격은 아마도 심하게 손상될 것이다.

　누구나 시력이나 청력을 잃는 것을 몹시 두려워한다. 보거나 듣는 감각을 잃는 것은 인간관계를 가능하게 하는 가장 중요한 기능이 손상

되는 것을 의미한다. 인간이 타인과의 차이를 인식하며 생기는 두려움 때문에 그들과 관계를 끊음으로써 겪게 되는 고통은 사실 기존 질병들보다 더한 고통이다. 이보다 더한 고통은 없다 해도 과언이 아니다. 인간은 또한 자기 자신과도 관계를 맺는다. 자신의 고통과 질병에 직면해서 이를 품위 있게 극복하는 경우에는 스스로에 대해 만족감을 얻지만, 그렇지 않은 경우에는 평생 자기 실망감 속에서 살 수밖에 없다.

많은 사람들이 운동을 통해 몸을 변화시킴으로써 자아에 대한 인식을 확대할 수 있다고 믿는다. 그런 만큼 자신의 몸에 어떤 손상이 가해질 때는 자아가 크게 손상될 수 있다. 만성병 환자가 고통스러워하는 이유는, 사회와 집단이 정상이라고 규정해 놓은 기준과 질병으로 인해 얻은 신체적 제약 조건이 환자의 내면 안에서 갈등을 일으키기 때문이다. 서로 상반되는 요구를 충족시켜야 하는 모순이 내면화되면, 인간은 온전함을 위협받게 되고, 따라서 내면적으로 고통스러워하게 된다. 질병으로부터 온 고통은 자아와 신체 사이의 갈등 및 일상생활과 인간관계의 제약으로 인해 더욱 악화되게 된다. 게다가 급성병 정복을 목표로 만들어진 현대 의학은 만성병을 앓는 사람들의 고통을 경감하는 데는 제대로 적용되지 않는다.

그러므로 많은 의료인들은 환자의 고통에 대해 총체적으로 이해할 필요가 있다. 의료취약계층의 진료는 질병 자체보다 질병이 주는 사회적 제약과 그에 따른 인간의 고통에 대해 깊이 있게 공부하도록 만든다. 또한 진료 과정을 통해 의료취약계층으로 볼 수 있는 노숙인과 외국인 노동자들이 가진 질병의 사회적 요인에 대한 학습과 이해를 할 수 있게 된다.

의료인이 만성병을 가진 환자의 삶에 영향을 미치는 사회적인 요인들을 총체적으로 이해한다면, 그 만성병 환자의 많은 고통을 덜어 줄 수 있게 될 것이다. 또한 환자를 돕는 것뿐만 아니라, 의료인 자신에게도 늘 존재할 수 있는 다양한 인간 고통의 문제에 대해 바라보는 시각을 넓힐 수 있게 될 것이다. 인생에서 꼭 필요한 인내를 배우는 데 큰 도움이 되는 것은 말할 것도 없다. 의료인으로 살다 보면, 스스로의 인간적 고통에 대처하는 능력이 오히려 떨어질 위험이 있을 뿐만 아니라 자신에 대해 착각할 가능성도 높다. 자신이 의료인이라는 이유만으로 스스로에게 지나치게 높은 평가를 내릴 가능성이 있다는 말이다. 그러므로 의사들도 자신이 의사이기 이전에 연약한 인간이고 죽음 앞에 무력한 인간임을 자각할 필요가 있다.

4. 의료취약계층을 반드시 진료해야 한다

필자가 만나 왔던 대부분의 환자들은 일반병원에 내원할 수 없는 의료보험 제외 환자들이었다. 다시 말해 이들은 일반적인 의료보험 카드가 없고, 가족이 없으며, 병원비 지불 능력도 전혀 없는 사람들이었다. (물론 최근 들어 거리의 노숙인들도 노숙인 의료급여라는 것을 통해 과거보다는 국·공립병원에 비교적 자유롭게 드나들 수 있게 되었다.) 그리고 이들에 대한 다양하고 복잡한 내·외과적 질병, 정신과적 질병, 신경과적 질병을 치료하면서 총체적인 사회구조의 문제들에 대해 많은 고민을 해 왔다. 이 환자들은 재정적인 문제와 여러 가지 능력의 부재로 인해 의료인을 선택할 수 있는 가능성이 거의 없는 사람들이었다. 필자는 거꾸로 의식주와 삶 전체에 필요한 모든 것을 걱정해 주고 해결해 줘야 할 것 같은 상황에 있는 환자들을 주로 보았다. 이런 진료 과정을 통해 의료취약계층에 대한 진정한 관심과 배움이 진정한 의료인으로 성장하는 데 필수 불가결한 많은 요소들을 갖추고 있다는 것을 알게 되었다.

　의료를 자본주의적인 논리로만 바라보면 의료취약계층들은 의료인들이 기피해야 하는 모든 문제를 가지고 있는 존재들이 될 수 있다. 의료취약계층들의 복합적 질병이 사회적·재정적·법적인 문제와 개인의 가족 문제와 함께 얽혀 있기 때문이다. 그뿐만 아니라 여러 가지 육체적·정신적 장애로 인해 의사소통이 잘 되지도 않는다. 필자의 경우도 환자들의 이러한 문제를 파악하는 것이 쉽지 않았다. 의사소통 훈련이 필요했다. 또한 이 복합적인 문제를 가진 취약 계층 환자 한 사람을 위해 얼마나 많은 공공·민간·종교단체들과 협력해야 하는지를 경험했다. 일반 의료인으로서는 해 볼 기회가 많지 않은 일들을 했고, 자연스레 다양한 사람들과 관계를 맺었다. 환자들을 위한 사회복지 혜택을 만들기 위해 다양한 공공·민간기관들과 협력해야만 했다.

　의료취약계층 환자들은 대개 의료보험 청구가 불가능한 환자들이다. 따라서 의사들 대부분은 이들을 만날 기회가 별로 없다. 그저 공중보건의사로서 군대를 대신해 잠시 몇 년간 그런 기관에 파견되거나 공공의료에 취직해 수동적으로 만나는 대상이었을 가능성이 높다. 그도 아니면, 종교적인 이유나 봉사 차원으로 주 1~2회 촉탁의사 또는 자원봉사자로서 재능을 기부하기 위한 대상이었을 것이다.

　의료취약계층 환자들의 진료 내용은 의료보험공단에서 만드는 질병 통계에는 들어갈 수 없는 것들이다. 의료보험이 없어 당연히 진료 기록이 남아 있지 않기 때문이다. 이 환자들은 많은 복합적인 질병을 가지고 있고 그 진행 속도와 악화 경로도 빠르기 때문에 연구 대상이자 분과별 의학회에서 증례보고를 해야 할 대상이다. 그러므로 이들이 제도권 안으로 들어와 진료를 받는 것은 의학 발전과 체계적인 의료 훈련에 도움이 될 것이라고 생각한다. 또한 공공병원에서 젊은 의료인들이 이 환자들의 진료를 위해 적극적으로 공부하고 다양한 공공·민간기관과의 네트워크를 형성하는 훈련을 받아야 한다. 공공기관과 민간단체의 재정이 이들의 진료를 도울 수 있을 것이다. 의료취약계층 진료는 환자의 질병뿐만 아니라 사회구조, 인식에 얽힌 문제까지 모든 것을 함께 해결해야 하는 훈련의 장이므로 교육적 차원으로서도 가치 있는 진료 과정이라고 볼 수 있다.

–
5. 의사는 환자 곁에 있어야 한다

고통은 각 개인의 문제이지만, 의학적 치료는 의사와 환자가 만나는 인간적 작업이다. 의사와 환자의 관계는 상호 의존적이라고 볼 수 있다. 의사가 없으면 환자는 고통 속에 지내야 하고, 환자가 없으면 의사의 존재도 무의미하다. 모든 의학적 지식과 기술, 보살핌은 그러한 특별한 관계에 의존하는 것이다. 사실 이 관계가 반드시 의사만을 필요로 하는 것은 아니다. 간호사나 무당, 사회복지사 또는 치유자의 역할을 하는 누구라도 의사의 역할을 대신할 수 있다. 환자가 자신의 몸을 치료할 수 있는 권위를 부여하고 의존하고 기대하는 대상을 '의사'라고 부르는 것이다. 의사와 환자의 관계는 아주 인간적인 관계일 수 있다. 때로는 부모—자식 관계와 유사한 면도 있다. (요즘은 부모—자식 같은 관계라고 말하기 어려운 부분이 있긴 하다.) 그러나 단순한 내과적·외과적인 개입이 아닌 명백한 신뢰를 바탕으로 한 인간관계가 실제적으로 환자의 질병 과정에 엄청난 영향을 미치고 있음은 의료 현장에서 흔히 경험할 수 있는 일이다.

최근 연구에 의해 마음이 면역체계뿐만 아니라 신체 기능에도 영향을 미친다는 사실이 드러나고 있다. 따라서 의사와 환자의 신뢰 관계를 통한 환자 마음의 변화가 환자의 생리적 과정에 영향을 미칠 수 있다는 것은 명백한 사실이다. 이러한 관계는 환자가 많이 아플수록 그 영향력이 더욱 크다. 필자도 의료취약계층의 치료 과정에서 의사의 인간적인 개입이 환자의 치료에 좋은 영향을 미치고 있었다는 것을 명백하게 느낄 수 있었다. 현재 의사들의 주된 임무는 의사와 환자의 새로운 관계 정립을 통한 인간의 재발견에 있다고 생각한다. 환자와 환자가 앓는 병에 대한 경험은 그 환자를 담당한 의사를 통해서 기록되고 의료적 의미를 부여받게 된다. 오히려 고통의 깊이가 깊은 환자들을 통해 의사는 더욱 열정적으로 변할 수 있는 것 같다. 생명·건강·질병 문제를 제대로 이해하고 인간에게 적용하려면 인간의 몸과 생리 및 병리 현상뿐만 아니라 정신적인 것 즉, 마음의 측면을 반드시 이해해야 한다고 생각한다.

그런데 오늘날 많은 의료인들은 인체를 물질론적 관점으로만 보려는 경향이 강한 것 같다. 의사의 역할을 인체 그 이상에 대해서는 관심을 갖지 않는 쪽으로 한정 지으려는 것 같다. 그렇게 생각하는 것이 의사 자신들에게도 편할뿐더러 환자들도 그들에게 많은 것을 기대하지는 않기 때문이다.

현대 의료의 일부는 절차, 과정, 내용 등 모든 것이 다양화·신속화됨에 따라 기계화되는 것이 불가피한 경우도 있다. 그러나 의료가 본질적으로 의료인과 환자라는 인간관계에서 출발한다는 것을 잊어서는 안 된다. 서양의학은 보고 만지고 측정할 수 있는 객관적인 것이 주관적인 것보다 중요하다는 생각을 중심으로 발전해 왔다. 직접 보고 증명할 수 있는 것만이 과학적 사실이라고 여기는 경향도 있어 왔다. 그러나 인간사가 단순히 분리된 사실들의 집합이 아닐뿐더러 각 부분들이 긴밀하게 얽힌 채 서로 영향을 주고받기 때문에, 환자의 상태를 알기 위해서는 그 사람 전체를 한 덩어리로 생각해야만 한다. 많은 의사들은 객관적인 것만이 유용한 정보를 준다고 누구보다도 강하게 믿고 있다. 따라서 가치, 느낌, 견해, 신념 등에서 우러나오는 환자나 의사의 주관적인 감정과 통찰력이 오류투성이고, 믿을 수 없을 뿐만 아니라 과학적으로 의미가 없다고 생각하기 쉽다. 더불어 환자나 의사의 주관적인 요소는 눈에 보이는 몸, 질병, 병태, 생리학과 같은 객관적인 사실에 비해 가치가 없는 것으로 여기기 쉽다. 고통이 통증, 질병, 장애, 상실 등 어떤 것에서 유래되었든 그 고통은 육체가 아닌 인간 그 자체, 즉 그 인격에 가해지게 된다. 심한 경우 병든 자신의 육체에 너무 화가 나서 심한 자해를 하기도 한다. 결국 인간의 고통을 제대로 이해한다면 의료 과정에서 인간이 얼마나 중요한지를 이해할 수 있다. 의사가 환자를 인간으로 이해하고 만나는 것 자체로 환자의 고통을 덜어주는 경우가 많은 이유다.

그러므로 의료 행위의 초점이 '질병'이 아닌 아픈 '사람'에게 다시 맞춰져야 할 것이다. 과학과 기술에 대한 현대 의학의 의존도가 아무리 높다 해도, 심각한 질병과 고통에 시달리는 환자 앞에서 그 환자와 인간적 관계를 맺은 의사를 대체할 수 있는 것은 아무 것도 없다. 이를 뼈저리게 실감할 수 있는 자리가 가난한 사람을 위한 의사의 자리일 것이다.

—
6. 의료취약계층 진료를 통해
의사소통 훈련을 받는다

인간은 사회적 동물이며 따라서 인간은 관계적 동물이다. 인간과 인간이 관계를 맺는 매개체는 상호 간 신뢰와 정직을 바탕으로 한 의사소통communication이다. 사실 다양한 인간들의 관계를 통해 만들어진 사회가 제대로 된 의사소통 없이 존속할 수는 없는 것이다. 그러나 그냥 모여 있다고 해서 의사소통이 되는 사회라고 볼 수는 없다. 여기에서 의사소통이라는 것은 사실과 지식만 전달하는 것이 아니라 마음과 감정과 인격이 오가는 것을 의미한다. 다른 어떤 관계들보다 진정한 의사소통이 필요한 자리가 환자와의 관계가 아닐까. 의료인과 환자와의 관계는 진실을 기반으로 한 의사소통이 기본이 되어야 할 것이다.

요즘 환자들은 의사들과 인격적인 존중을 주고받으며 편하게 의사소통하는 관계를 원하지만, 의료인들은 그런 관계로 변화하기 어려운 그룹인 것 같다. 그러나 시대의 흐름에 따를 뿐만 아니라 의료 자체의 발전을 위해서도 변화는 반드시 필요하다. 허나 여전히 의료 현장에서는 의사—환자 간 의사소통에 많은 문제가 존재한다. 환자가 모든 증상에 대해서 솔직하고 편하게 의사에게 이야기 할 수 있어야, 제대로 된 병력 청취history taking가 이루어지고, 서로 간 신뢰도 형성될 수 있다. 관계 형성이 제대로 되어야 서로에 대한 신뢰를 바탕으로 한 신체 검진physical examination이 가능하다. 중증 질병을 앓고 있거나, 말이 어눌하거나, 감정적·사회적·경제적으로 소외와 격리를 많이 경험한 사람일수록 의사에게 전폭적으로 기대려는 경향이 강하다. 따라서 기대한 만큼 더욱 상처받기 쉬우며, 진정한 신뢰 관계를 형성하는 데 시간이 많이 소요될 수 있다.

필자는 지난 14년 동안 가난한 환자들을 위한 무료 병원에만 있었다. 그곳에서 만난 환자들은 대부분 오래된 질병을 많이 갖고 있었다. 더불어 오랜 세월 많은 공공병원을 포함한 여러 병원의 의사들과 사회복지 관련 담당자들에게 상처를 받아 왔다고 생각하고 있었다. 그리고 병원비 때문에 가산을 거의 탕진한 이들이 많았다. 가족이 해체되어 정신적·육체적으로 이미 황폐해진 사람들이 많았다. 이들은 대개 가족해체 이후 고립되어 오랜 시간 혼자 생활해 오고 있었다. 감정적 또는 지적 문제로 인해 의사소통이 어려운 경우가 많았다. 그러므로 의료취약계층 환자들을 만나는 것은 정신적으로 긴장 상태에 놓이고, 감정적으로 많은 에너지 소비를 요하는 일이다. 의료인들로 하여금 다방면의 훈련을 받도록 요구하는 환자들이 많다. 결국 의료인들은 자신이 만나는 많은 환자들에 의해서 만들어지게 된다.
의료취약계층 환자들의 질병은 다양했다. 환자들의 사고 수준과 의사소통 수준 또한 다양했다. 그 복잡하고 다양한 환자들을 만나면서 의사는 어떠한 환자와도 치료를 위한 신뢰 관계를 잘 형성할 수 있도록 훈련된다. 대부분의 의사들은 자신들이 만나는 의료취약계층 환자들이 살아온 환경_{교육, 문화, 지적 수준 등}을 이해하고 받아들이기 힘들다. 왜냐하면 의사들의 삶은 대개 출발선부터 다른 환경에서 시작한 경우가 많기 때문이다. 그래서 삶이 힘든 환자들의 생활상이나 감정적 변화, 인격적인 반응들에 대해 이해하고 알아듣는 것은 쉬운 일이 아니다. 또한 짧은 시간에 훈련될 수 있는 일도 아니다. 더불어 가난한 사람들의 삶에 대해 별로 알고 싶지 않은 것이 의사들의 속마음일 가능성도 크다. 필자를 포함해 필자보다 나이가 많은 의사들의 경우, 의과대학에서 이런 부분에 대해 고민하고 배워야 한다고 말하는 강의를 들어 본 적이 거의 없다. 오히려 생의학 관련 공부를 더 많이 해야 된다고 배워 왔을 뿐이다. 요즘 들어 인문사회의학 과정을 다루는 의과대학이 많아지기는 했지만, 이미 많은 분량의 공부를 해야 하는 상황에서 인문학적 소양을 위한 공부는 아무래도 우선순위에서 밀리기 쉽다.

실제로 의료 현장에서 각 환자의 생활상과 질병의 연관성을 이해하고 연구하려면 환자의 말을 알아듣고 교감하려는 노력과 훈련이 필요하다. 이를 통한 신뢰 관계 형성이 중요하다. 그러나 대개의 경우 의사가 환자의 삶을 이해하면서 그들의 말을 알아듣기는 어렵다. 그렇게 하기 싫을 수도 있지만, 그럴 여력이 없다는 것도 맞는 말인 것 같다. 그래서 각 환자 수준에 맞는 언어로 의학적인 정보를 충분히 제공해 주는 것은 어쩌면 정말 어려운 일이 될 수 있다. 그러나 의료 소비자인 환자들의 변화에 맞춰 의료인들의 변화가 요구되고 있다는 것이 시대 조류라는 생각이 든다. 힘들더라도 변화가 필요한 시점이다.

7. 인간의 고통에 대해 총체적으로
이해하는 훈련이 필요하다

앞에서 언급했듯이 노숙인, 난민, 외국인 노동자 등을 포함한 의료 취약계층의 질병은 단순히 진료만으로 해결될 수 없다. 사회적·법적인 제도의 변화가 뒷받침되어야 한다. 생의학적인^{biomedical} 공부를 통한 질병에 대한 이해만으로는 결코 문제를 해결할 수도 환자들을 도울 수도 없다. 이 환자들의 질병은 생의학적인 원인, 심리적 원인, 사회경제 구조적인 원인, 법적·제도적 원인들이 복잡하게 얽혀 있는 총체적인 문제를 안고 있다. 더욱 중요한 것은 사회를 구성하는 한 사람 한 사람이 이 가난하고 고통받는 이들을 어떤 인식을 가지고 어떤 시선으로 바라보느냐가 이들의 질병 파악과 치유, 그리고 사회복귀에까지 아주 나쁜 영향이나 아주 좋은 영향을 끼칠 수 있다는 사실이다.

최근 의과대학 안에서 인문사회의학에 대한 관심과 교육이 증가하는 것은 의료인들의 인문적·사회적·의학적 소양의 부족을 의료계에서 깊이 인식하고 있음을 방증하는 것 같다. 과거와는 달리 최근 들어 많은 의사들이 국민들과 하나 되길 원하고 있다. 또한 의료 사회를 구성하는 많은 의료 보조인력^{paramedical}들과도 함께하기를 원하고 있다. 특히, 젊은 의료인들이 보건의료 관련 정치와 정책에 많은 관심을 갖고 참여하기를 원하는 것도 과거에 비해 큰 변화다.

지난 수 세기 동안 의학이라는 학문은 기본적으로 객관적 과학, 즉 자연의학적인 질병에 초점을 맞춘 생의학적 모델에 기반을 두고 발전해 왔다. 자본주의와 기계문명에 힘입어 현대사회가 의료 자체에 대해

지나치게 낙관적인 희망을 가지고 있는 것도 사실이다. 그러나 현대사회는 기계문명과 자본주의의 정점에서 인간관계보다 돈에 가치를 더 많이 부여하고 있는 사회이다. 이에 따라 (본인들이 가해자일 수도 있지만) 수많은 희생양들노숙인, 외국인 노동자들 중 실패한 사람 등이 날로 증가하고 있다. OECD 순위가 높은 국가들에서는 가족이 함께 생활하는 것을 중요시하지 않는 가치관으로 인해, 1인 가족들이 점점 증가하고 있다. 이제 1인 가족은 어느 국가들에서도 무시당하지 않을 정도로 중요한 사회구성원으로 인정받는다. 그러나 이런 1인 가족들은 관리가 소홀할 경우 자칫 많은 문제에 직면할 수 있는 가능성을 가지고 있다. 필자가 지난 시간 동안 만난 수많은 의료취약계층 속에도 1인 가족으로 시작해 결국에는 정신적·육체적으로 병들어 노숙인과 별반 다르지 않은 삶을 사는 사람들이 많이 있었다.

의료취약계층의 질병 문제는 어떤 계층의 질병보다 생물학적·정신적·사회적으로 복잡하게 얽혀 있다. 그러나 자본주의 체제 속에 사는 의료취약계층은 대체로 의료보험을 가지고 있지 않다. 가장 치료가 필요한 이들이 가장 치료받기 어려운 세상인 것이다. 물론 이는 우리나라뿐만 아니라 대부분의 OECD 국가들에서도 동일한 현상이다. 의료보험이 없는 가난한 사람들은 중증 질병이 많음에도 불구하고 각 국가의 질병 통계 데이터에서 제외되는 경우가 많다. 많은 난민들과 불법체류자들도 다 비슷한 양상이다.

우리나라에 있는 난민의 경우 주민등록이 없고, 국가의 기본적인 돌봄의 대상이 아니기 때문에 질병 데이터에 들어올 수 없다. 난민과 불법체류자들도 역시 관공서와 지속적인 관계를 맺지 못하고 병원 이용도 제대로 하지 않는 경우가 많다. 이들은 대개 의사들에게는 의사—환자 간 신뢰를 바탕으로 하는 의사소통도 쉽지 않은 그룹으로 여겨진다.

　그동안 필자는 주로 의료취약계층들과 지속적으로 의사소통을 해야만 하는 자리, 더 이상의 선택의 여지가 없는 환자들의 마지막 병원이 될 수 있는 '자선무료병원'에 있었다. 따라서 환자들의 생물학적 질병 문제뿐만 아니라 정신적·사회적·법적인 문제들, 즉 의료취약계층이 다양한 삶의 현장에서 겪는 복합적인 문제들을 늘 접할 수 있는 자리에 있었고, 지금도 그렇다. 의료취약계층 환자들에게 마지막 병원이 될 수 있는 현장에서 늘 고민하며 모아 온 자료가 가난한 환자들의 질병에 관한 중요한 자료가 될 것이라고 생각한다. 그리고 이 자료가 후배 의사들의 교육을 위해서, 사회복지 현장의 실무자들을 위해서, 복지 정책 입안자들을 위해서, 의료취약계층의 문제를 좀 더 효과적으로 이해하고 평가하는 데 도움을 주는 방향으로 쓰이길 바라고 있다. 이를 통해서 많은 사람들이 의료취약계층을 진료하는 데 인간 고통에 대한 종합적 이해가 얼마나 많이 요구되는지 이해하게 되길 바란다. 또한 사회적으로나 제도적으로 이들의 삶을 품어 안을 수 있는 환경이 만들어지길 바라고 또 바란다.

　

8. 의료인들을 위하여

　필자는 사회복지사나 정책 입안자, 또는 복지 관련 공무원이 아니다. 단지 내과 의사다. 지난 14년간 이 땅에서 가장 가난한 사람 곁에 있는 의사가 되려고 노력하다 보니 본의 아니게 이 사회에 대해 많은 공부를 할 수 있었고, 자연스레 관심도 갖게 되었다. 가난한 사람들의 곁에 있기를 선택해 온 짧지도 길지도 않은 14년의 시간이 필자의 삶에 너무나 많은 변화를 가져왔다. 그 변화가 때로는 고통스럽기도 했고 때로는 지치기도 했지만, 돌이켜보면 개인적으로는 감사할 것들뿐인 시간들이었다. 특히, 진정한 의사로 성장하기 위해 삶을 고민하며 제대로 훈련받을 수 있었던 시간이었다. 그리고 의사이기 이전에 한 사람의 인간으로서 인간과 가족에 대해 깊은 고민을 하게 했던 시간이었다. 인간이 사회적 동물이어서 결코 혼자 살 수 없다는 너무나 당연한 진리를 새롭게, 아프게, 깊이 있게 발견했다.

우리는 나 홀로, 나만의 발전을 위해 가족을 좀 등한시해도 된다고 생각하기 쉬운 세상에 살고 있다. 적어도 오직 나와 내 가족을 위해서만 살도록 만들어지기 쉬운 세상인 것 같다. 성공을 위해 옆 사람들을 배제시켜도 된다는 사고방식으로 어떤 고민도 없이 당장 편한 것만을 추구하며 살고 있다. 우리는 너무나 많은 사람들이 아프고 힘들게 살아가고 있다는 사실을 알아야만 한다. 이러한 가치관들로 인해 처절하게 망가진 사람들을 보면서 필자는 많은 것을 얻었다.

자본주의와 성공에 대한 환상만 가지고 지나친 욕심을 부리다 그 욕심으로 인해 모든 것을 잃은 사람들. 처음에는 자신과 가족의 행복을 위해서 성공하려고 시작했던 것 같은데, 어디서부터 잘못 되었는지도 모른 채 본의 아니게 가족을 잃어버린 사람들. 혹은 스스로 가족을 배제시킨 사람들. 결국에는 인간관계뿐만 아니라 성공, 건강, 가족 등 모든 것을 잃은 사람들. 이들이 모두 노숙인이었고 실패한 외국인 노동자였다. 물론 노숙인이나 외국인 노동자가 실패하는 것은 자본주의에 대한 지나친 기대와 환상 때문만은 아니라고 생각한다. 그런 부분도 없진 않겠지만 개인의 힘으로는 어찌할 수 없는 제도적·법적인 보호 부족도 분명히 평범한 이들을 거리로 내몰고 있다. 실패한 외국인 노동자 문제는 이와는 조금 다른 사회적·제도적·법적인 보호 부족에서 기인한 것 같다. 이 부분은 좀 더 연구와 경험이 쌓인 후에 정리할 수 있을 것 같다.

타인이 질병으로 인해 겪는 고통, 치료받는 현장, 죽음에 이르는 과정까지 함께 동참하는 것이 의료인의 삶이라고 생각한다. 단순한 의료적 기술과 경험만이 쌓이는 순간이 아니다. 타인의 고통에 함께하면서 삶이 주는 직접적인 교훈을 받게 되는 과정이다. 타인의 인생을 통해 강렬한 메시지를 얻게 되는 삶이다. 그래서 얻을 것이 많은 인생이다. 좀 고달프더라도 의료인으로 살기로 결정하길 잘했다는 생각이 들 때가 많다. 의료인이 아니더라도 누군가를 돕기 위한 삶이라면 이들을 보살피는 것을 피하지 말고 매순간 배우려는 자세로 즐기는 것이 필요하다. 그 누구도 돕지 않고 오로지 자신만을 위해서 살아가기란 현실적으로 불가능하다. 우리의 삶이 주위의 모든 사람들과 아주 긴밀하게 연결되어 영향을 주고받기 때문이다. 이것이 인생이다.

기본적으로 의사는 타인의 고통을 돌보는 직업이다. 어차피 의료인으로 살아가고자 의과대학에 입학하고, 의전원에 들어온 것이라면, 이제 모든 가난한 사람들의 의사가 되는 일을 피하지 말기를 부탁드린다. 물론 가난하고 아픈 사람들이 공공제도와 민간 협력으로 제대로 된 치료를 받을 수 있도록 만들고 체계화하는 것은 정부의 숙제이다. 그러나 그 숙제를 해결하는 데 있어서 의료인들이 아주 중요한 역할을 할 수도 있고 치명적인 방해를 할 수도 있다는 사실을 기억해야 한다. 노숙인이든 불법체류 중인 외국인 노동자든 간에 사회에 재통합되기 어려운 그룹의 사회복귀를 위해 의료 혜택은 상당히 중요한 부분을 차지한다는 사실을 잊지 말아야 한다. 좀 더 많은 의료인들이 공공의료와 민관협력에 헌신해 주길 바란다. 더불어 많은 사람들이 자신의 삶의 자리에서 이들을 배제시키지 않고 더불어 사는 길을 선택하기를 소망하면서 이 글을 마친다.

참고
문헌

· 남기철, 2007, 〈노숙인과 사회복지 실천〉, 한국학술정보(주).

· 박우택, 2013, 《여전히 살아계신 우리 신부님》, 가톨릭출판사.

· 서종균, 김민수, 김준희, 2010, 〈만성적 홈리스 문제에 대응하기 위한 정책과 실천의 외국 사례〉, 한국도시연구소.

· 에릭 J. 카셀, 2002, 《고통받는 환자와 인간에게서 멀어진 의사를 위하여》, 도서출판 들녘.

· 지저스—로믈로 C. 라냐다 몬시뇰 저, 박우택 역, 2007, 《가난한 사람들에게 바친 열정》, 가톨릭출판사.

· 전우택, 김상현, 오승민, 2010, 《인문사회의학》, 청년의사.

· 전우택, 성명훈, 천병철 엮음, 2002, 《의료의 문화사회학》, 도서출판 몸과 마음.

· 조준영, 2013, 〈사랑밭 새벽편지〉, www.m—letter.or.kr.

· 필립 맥마이클 저, 조효제 역, 2013, 《거대한 역설》, 교양인.

· 국가기록원, 2013, www.archives.go.kr.

· 국가인권위원회, 2009, 〈시설 입소 노숙인의 인권현황과 개선방안에 관한 정책토론회〉, 국가인권위원회.

· 국립소록도병원, 1996, 《사진으로 보는 소록도 80년 1916—1996》, 국립소록도병원.

· 마리아수녀회, 2011, 《가난한 이는 예수님의 감실이다》, 마리아수녀회.

- _____, 2013, 《소 알로이시오 신부의 기도》, 마리아수녀회.
- 법제처, 1975, 〈부랑인의 신고, 단속수용, 보호와 귀향조치 및 사후관리에 관한 업무지침(내무부훈령 제410호)〉, 국가법령정보센터.
- ____, 1987, 〈부랑인 선도시설 운영 규정(보건사회부훈령 제523호)〉, 국가법령정보센터.
- ____, 2012, 〈노숙인 등의 복지 및 자립지원에 관한 법률〉[시행 2012.6.8.] [법률 제 10784호, 2011.6.7. 제정], 국가법령정보센터.
- ____, 2012, 〈부랑인 및 노숙인 보호시설 설치, 운영 규칙〉[시행 2008.3.3.] [보건복지부가족부령 제1호, 2008.3.3. 타법제정, 보건복지가족부(기초생활보장과)02-12110-129], 국가법령정보센터.
- ____, 2012, 〈사회복지사업법〉[시행 2012.6.8][법률 제10997호, 2011.8.4. 일부개정], 국가법령정보센터.
- ____, 2012, 〈의료급여법〉[시행 2012.7.11][법률 제11042호, 2011.9.15. 타법개정], 국가법령정보센터.
- 보건복지부, 1995, 〈제7차 전국결핵실태조사 결과보고〉, 보건복지부.
- _____, 2011, 〈주거취약계층전국실태조사〉, 보건복지부.
- _____, 2012, 〈노숙인 복지 및 자립지원 종합계획 수립에 관한 연구〉, 보건복지부.
- _____, 2013, 〈2013년 노숙인 등의 복지사업안내〉, 보건복지부.
- 서울특별시 서울의료원 공공의료사업단, 2013, 〈제1회 서울의료원 공공의료 심포지엄 노숙인 등 주거 취약 계층 의료지원 활성화를 위한 심포지엄〉, 서울특별시 서울의료원.
- 질병관리본부, 2013, 〈주간 건강과 질병〉, 제6권 제2호, 질병관리본부.
- 한국교회희망봉사단, 2011, 〈노숙인 실태조사 발표 토론회〉, 한국교회희망

봉사단.

· Amandine Arnaud, Anne Fagot—Campagna, Gerard Reach, Cath-
erine Basin, Anne Laporte, "Short Report: Prevalence and character-
istics of diabetes among homeless people attending shelters in Paris,
France, 2006", *European Journal of Public health*, vol.20 no.5, 2009,
601—603.

· Council on Accreditation of Services for Families and Children,
"Manual for Agency Accreditation", *Service Standards*, vol.2, (COA,
1992).

· David Parker, "Housing as an Intervention on Hospital use: Access
among Chronically Homeless Persons with Disabilities", *Journal of
Urban Health: Bulletin of the New York Academy of Medicine*, vol.87
no.6, 2010, 912—919.

· Fichter MM, Quadflieg N, "Prevalence of Mental illness in home-
less men in Munich, Germany: results from a representative sample",
Acta Psychiatr Scand, vol.103, 2001, 94—104.

· Hoffman L. & Coffey B., "Dignity and Indignation: How people Ex-
periencing Homelessness Veiw Services and Providers", *The Social
Science Journal*, vol.45, 2008.

· Iris Torchalla, Verena Strehlan, Chizimuzo T.C. Okoli, M.P.H., Kathy
Li, Christian Schuetz, "Original Investigation—Smoking and Predic-
tors of Nicotine Dependence in a Homeless Population", *Nicotine &
Tabacco Research Advance Access*, May 26, 2011, 1—9.

· J. Song, E .R. Ratner, M. M. Wall, D. M. Bartels, N. Ulvestad, D. Petroskas, M. West, A. M. Weber—Main, L. Grengs, and L. Gelberg, "End—of—Life planning Intervention and the Completion of Advance Directives in Homeless Persons", *Annals of Internal medicine*, vol.153, July 2010, 76—84.

· John R Geddes, Seena Fazel, "Extreme health inequalities: mortality in homeless people", www.thelancet.com, vol.377, June 25, 2011, 2156—2157.

· Kamran Khan, Elizabeth Rea, Cameron McDermaid, Rebecca Stuart, Catharine Chambers, Jun Wang, Angie Chan, Michael Gardam, Frances Jamieson, Jae Yang, and Stephen W. Whang, "Active Tuberculosis among Homeless Persons, Toronto, Ontario, Canada, 1998—2007", *Emerging infectious Disease*, no.3, March 2011, 357—365, www.cdc. gov/eid,vol17.

· Margit Kaldamae, Mihkel Zilmer, Margus Viigimaa, Galina Zemtsovskaja, Karel Tomberg, Tanel Kaart and Margus annuk, "Original article: Cardiovascular disease risk factors in homeless people", *Upsala Journal of Medical Sciences*, 2011: Early online, 200—207.

· Maryam B. Hddad, Todd W. Wilson, Kashef Ijaz, Suzanne M. Marks, Marisa Moore, "Tuberculosis and Homelessness in the United States, 1994—2003", *JAMA*, vol.293 no.22, June 8, 2005, 2762—2766.

· Mimi M. Kim, Julian D. Ford, Daniel L. Harvard, and Daniel W. Bradford, "Assessing Trauma, Substance Abuse, and Mental Health in a Sample of Homeless Men", *Health & Social Work*, vol.35 no.1,

February 2010, 39—48.

· N.C. Babidge, N. Buhrich, T. Butler, "Mortality among homeless people with schizophrenia in Sydney, Australia: a 10 year follow up", *Acta Pscychiatr Scand*, vol.103, 2001, 105—110.

· Parviz Vahdani MD, Seyed—Mohammadmehdi Hosseini—Moghaddam MD, Alireza Family MD, Ramin Moheb—Dezfouli MD, "Brief Report: Prevalence of HBV, HCV, HIV, and Syphilis among Homeless Subjects Older than Fifteen Years in Tehran", *Archives of Iranian Medicine*, vol.12 no.5, Sep. 2009, 483—487.

· Ronald G. Thompson, Deborah S. Hasin, "Cigarette, Marijuana, and Alcohol use and prior drug treatment among newly homeless young adults in New York City: Relationship to a history of foster care", *Drug and Alcohol Dependence*, vol.117, 2011, 66—69.

· Sandra Feador Nielson, Carsten Rygaard H., Annette Erlangsen, Merete Nordentoft, "Psychiatric disorders and mortality among people in homeless shelters in Denmark: a nationwide register—based cohort study Comment: Extreme health inequalities: mortality in homeless people", *Lancet*, vol.377, 2011, 2205—2214.

· Seena Fazel, Vivek Khosla, Helen Doll, John Geddes, "The Prevalence of Mental disorders among the Homeless in Western Countries: Systemic Review and Meta—Regression Analysis", *PLOS Medicine*, vol.5, Issue 12 e225, December 2008, 1670—1681.
PLoS Medicine/www.plosmedicine.org, December 2008/Volume5/Issue 12/e225.

사진 출처

사진 1~35. 최영아 ｜ 사진 36~45. 국립소록도병원, 《사진으로 보는 소록도 80년 1916-1996》, 국립소록도병원, 1996. ｜ 사진 46~50. 마리아수녀회, 《가난한 이는 예수님의 감실이다》, 마리아수녀회, 2011. ｜ 사진 51. 〈연합뉴스〉 ｜ 사진 52. 서종균, 김민수, 김준희, 〈만성적 홈리스 문제에 대응하기 위한 정책과 실천의 외국 사례〉, 한국도시연구소, 2010. www.commonground.org.